EL ORIGEN EMOCIONAL DE LAS ENFERMEDADES

Christian Flèche

EL ORIGEN
EMOCIONAL
DE LAS ENFERMEDADES

Cómo identificar la causa psicológica
de los trastornos de la salud

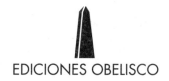

EDICIONES OBELISCO

Si este libro le ha interesado y desea que le mantengamos informado
de nuestras publicaciones, escríbanos indicándonos qué temas son de su interés
(Astrología, Autoayuda, Ciencias Ocultas, Artes Marciales, Naturismo,
Espiritualidad, Tradición...) y gustosamente le complaceremos.

Puede consultar nuestro catálogo en www.edicionesobelisco.com

*Los editores no han comprobado la eficacia ni el resultado de las recetas,
productos, fórmulas técnicas, ejercicios o similares contenidos en este libro.
Instan a los lectores a consultar al médico o especialista de la salud ante
cualquier duda que surja. No asumen, por lo tanto, responsabilidad alguna
en cuanto a su utilización ni realizan asesoramiento al respecto.*

Colección Salud y Vida natural
EL ORIGEN EMOCIONAL DE LAS ENFERMEDADES
Christian Flèche

1.ª edición: febrero de 2015
5.ª edición: marzo de 2023

Título original: *Décodage biologique des maladies*

Traducción: *Rosa Borrás Montané* (cedida por RBA Editores)
Maquetación: *Montse Martín*
Corrección: *M.ª Jesús Rodríguez*
Diseño de cubierta: *Enrique Iborra*

© 2001, Le Soufflé d'Or (cesión realizada a través de ABIALI AFIDI AG.)
(Reservados todos los derechos)
© 2015, Ediciones Obelisco, S. L.
(Reservados los derechos para la presente edición)

Edita: Ediciones Obelisco, S. L.
Collita, 23-25. Pol. Ind. Molí de la Bastida
08191 Rubí - Barcelona - España
Tel. 93 309 85 25
E-mail: info@edicionesobelisco.com

ISBN: 978-84-9111-999-9
Depósito Legal: B-135-2015

Printed in Spain

Impreso en los talleres gráficos de Romanyà/Valls S. A.
Verdaguer, 1 - 08786 Capellades (Barcelona)

Dedico este libro a todos mis pacientes,
pasados, presentes y futuros
que fueron, son y serán,
sin saberlo, mis maestros.

Me habéis enseñado mi oficio
y me habéis dado tantas lecciones
de humanidad, sobre la vida
y sobre mí mismo
que os debo cada línea de este libro.

GRACIAS

Agradecimientos

EL MANUAL PRÁCTICO DE DESCODIFICACIÓN BIOLÓGICA DE LAS ENFERME-
DADES presentado por Christian FLÈCHE es una obra que, como
un niño, cuenta con un largo y magnífico linaje tras de sí. Las des-
codificaciones básicas provienen directamente de la reflexión y
la intuición del doctor H. S.

Quiero agradecer a los investigadores y descubridores siguientes sus contribuciones específicas y pertinentes a las desco-
dificaciones finas: Jean-Jacques Lagardet, Gérard Athias, Pierre
Julien, doctor Claude Sabbah, doctor Robert, doctor Jacques
Aime, doctor Louis Angelloz, doctor Pierre-Jean Thomas-Lamotte, Amédée Achèsse, Marie-Françoise Nogues, Hervé Scala,
Marie-Thérèse, Gérard Saksik, Régis Blin y Marc Fréchet. Este libro no existiría sin su apasionada tenacidad.

Mi especial agradecimiento sonoro y cósmico a mis fieles
amigos: Jean Olive, Patrick Obissier, Betty Tichet; y a otros co-
laboradores anónimos, indispensables para la realización de esta
obra. Gracias, sobre todo, por su verificación activa de los elementos médicos contenidos en este libro a los doctores en
medicina: Brigitte Brumault, Jacques Aime, Louis Angelloz, Pierre-Jean Thomas-Lamotte, Jacques Saussine y Jean-Jacques Lagardet.

Advertencia

Este libro es un manual práctico:

❖ En primer lugar, para tu uso personal, lector, si estás preocupado por un problema físico, un síntoma o una enfermedad. Te permitirá tomar conciencia, descubrir que tienes «UN CUERPO QUE SE VA A CURAR» mediante la enfermedad. Es necesario descodificar, descifrar, traducir el lenguaje del cuerpo en el plano biológico, y éste es precisamente el principal objetivo de este libro.

❖ En segundo lugar, para el uso de terapeutas, para que puedan guiar a sus pacientes que avanzan errantes por el laberinto oscuro de los mensajes escondidos tras sus síntomas. ¿Estás pasando una época de estrés? ¿De curación? ¿Se trata de un problema del estómago endodérmico? ¿Del estómago ectodérmico?

Sin embargo, tanto si estás enfermo como si eres terapeuta, recuerda siempre que los profesionales especializados en temas de salud, los doctores en medicina, mediante el juramento hipocrático y sin hipocresías, tras unos largos y difíciles estudios técnicos y teóricos, han hecho el voto de ayudar de corazón, con dedicación y abnegación posponiendo sus propios intereses, a todos los hombres y las mujeres que les pidan ayuda.

Debes tener en cuenta que algunas de las acciones aquí evocadas han sido reservadas a estos profesionales: diagnóstico, prescripción, práctica de reconocimientos y tratamientos.

Este libro no puede remplazar en ningún caso a las consultas médicas. Puede nutrir, orientar tu reflexión personal, propiciar la toma de conciencia de tus conflictos emocionales y aportarte, o al menos eso deseo yo, una paz profunda y duradera. Sin embargo, no te permitirá distinguir un adenocarcinoma pulmonar de un cáncer bronquial de células pequeñas, ni una esclerosis múltiple de una enfermedad de Charcot-Marie, por ejemplo.

El apartado siguiente, «Principios generales», es un repaso sucinto del libro anterior: *Mon corps pour me guérir* (Mi cuerpo para curarme). Es un recordatorio para poder comprender lo que sigue, aunque, en ningún caso, puede sustituir a la lectura detenida de esta obra o de otros documentos sobre el mismo tema, e incluso la asistencia a algún seminario.

La presentación es la siguiente:

Cada enfermedad se estudia en el contexto del órgano y el aparato correspondientes. Por ejemplo: el infarto se estudiará en relación con las arterias coronarias en el apartado de «Cardiología»; la otitis, en relación con los oídos en el de «Otorrinolaringología».

Si quieres buscar un órgano o una enfermedad, debes consultar el Índice y localizar el apartado en el que se ubica.

Los **aparatos** o sistemas se componen de diversos órganos y, dentro del apartado de cada órgano, se describen:

❖ La **parte del órgano afectada** (por ejemplo, la mucosa o la submucosa de la boca).

❖ Y sobre todo la **vivencia del conflicto biológico**, con todas las correspondencias y los matices del conflicto identificados hasta el momento. Esta vivencia es la piedra angular, la piedra de toque, la piedra filosofal, la piedra Rosetta..., la principal herramienta de esta obra, la que marca el momento clave de la «bioterapia». En efecto, cada órgano se corresponde a una función biológica. Por ejemplo: la boca = atrapar el pedazo; el estómago = digerir el pedazo; el colon = eliminar el pedazo; los alvéolos pulmonares = atrapar el aire, el oxígeno, la vida; el tiroides = acelerar el metabolismo del cuerpo.

Cuando un órgano se considera «enfermo» (!), expresa la función biológica correspondiente con la carencia o el exceso (cantidad[1]), o con una calidad insatisfactoria.[2] **La enfermedad es una vivencia que pasa al inconsciente, a formar parte de la biología.** La vivencia de la enfermedad es una función biológica insatisfecha. La función biológica es una forma de adaptación al mundo exterior. Y nosotros somos el conjunto de nuestras formas de adaptación, establecidas y después heredadas de todos nuestros antepasados.

La bioterapia (o terapia de descodificación biológica) consistirá en determinar el órgano afectado, la vivencia que corresponde a ese órgano, y los shocks que provocaron «*estas* vivencias», así como permitir al paciente que exprese a través de las emociones sus vivencias para poder «desbiologizarlas».

Por estas razones, en el capítulo dedicado a cada órgano, encontrarás realizado el apartado de «la vivencia del conflicto biológico». Además, he incluido el mayor número de tipos de vivencias, de experiencias, que he podido recoger durante mis diez años en contacto con investigadores que trabajan en la descodificación biológica (citados en los Agradecimientos).

Si bien este libro es una herramienta de investigación, antes de utilizarlo para tomar conciencia de su realidad personal, de-

---

1. Ejemplo: «O no como nada o como demasiado, estoy atiborrado».
2. Ejemplo: «Lo que como es tóxico, desagradable».

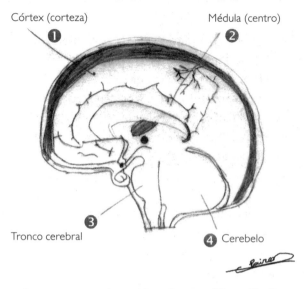

Córtex (corteza) ❶

Médula (centro) ❷

Tronco cerebral ❸

❹ Cerebelo

Los cuatro cerebros dibujados por Clara, 10 años.

bes ponerlo a prueba, verificarlo, validarlo y, en definitiva, someterlo a juicio. Este libro es, sobre todo, una obra en costrucción, elaboración, desarrollo y perfeccionamiento perpetuos, y no un vestigio del pasado, un museo polvoriento, sólo bueno para los nostálgicos de su primer biberón y los amnésicos del tiempo presente, del tiempo vivo, del tanto y más.

❖ Los **ejemplos** te permitirán captar y entender mejor las expresiones biológicas.

❖ En ocasiones, incluyo algunas **observaciones complementarias.**

❖ El origen **embrionario**, *endodermo, mesodermo* o *ectodermo*, puesto que las vivencias serán diferentes si se trata de la parte endodérmica (ejemplo del colon *arcaico*: suciedad) o de la parte ectodérmica (el colon ectodérmico implica una vivencia más social, se trata del conflicto de *falta de identidad en el territorio, de no tener un lugar propio*).

❖ La **localización cerebral** (*véase* brainoma), ya que todos los órganos están conectados a un grupo de neuronas.

Principios generales

Cuando se observan las enfermedades desde una óptica biológica, se costata que todas tienen su origen en un shock, un acontecimiento concreto, puntual, en el espacio y el tiempo:

8 horas 01. 8 h 02 8 h 03. 8 h 04.* 8 h 05. 8 h 06.8 h 07
++++++++++++++++++——————————————————
* Todo va bien hasta las 8 h 04. Hay un antes y un después.

Este acontecimiento, «*», entra a formar parte de la biología cuando el sujeto (que se convierte en objeto del azar, del destino, de los acontecimientos, de los demás, etcétera) no lo controla.

➤ Ejemplo

■ Veo que pegan a mi hija en el parque. Esto, a través de mis sentidos, penetra en mi interior instantáneamente como una emoción y entra en contacto con mi historia, la cual le dará un sentido, un sentido que se convertirá en una sensación y en una expresión biológica: «¡Será idiota! ¡Es injusto! ¡Humillante! ¡Inconcebible! ¡Deprimente!…».

Y, si no encuentro una solución satisfactoria inmediata y no expreso esa emoción, ese sentimiento se convertirá en una vivencia biológica: «Es indigesta: estómago; asfixiante: pulmón; desestructurante: huesos; asquerosa: colon; demoledora: riñón, etcétera».

Un acontecimiento se trasforma en una sensación, en un sentimiento. Entra a través de los cinco sentidos y luego busca una salida. Es imposible de identificar; sucede a nivel inconsciente, en el plano biológico: psique, cerebro, cuerpo, energía. Cada uno de estos elementos tiene una repercusión sobre los otros tres. Al tomar el pulso chino, recibimos información del nivel energético de cada órgano. Puesto que cada célula del cuerpo está relacionada con un grupo de neuronas cerebrales, las cuales están igualmente relacionadas con una función biológica, la observación del cerebro nos permite conocer el tipo de vivencia herida y no expresada, y a qué órgano afecta. Pero, sobre todo, nos permite saber de qué tipo de enfermedad se trata, puesto que las células afectadas nos dan información sobre la vivencia que hay que liberar para curar.

Si no sucede de este modo, el paciente permanece en un estado de estrés inconsciente provocado por el acontecimiento que le ha sacudido, a veces, durante años, y una parte de su ser, de su energía, queda monopolizada.

Tal como escribió Carl Gustav Jung: «Todo lo que no aflora a la conciencia regresa en forma de destino», de síntoma, de enfermedad, de accidente, de fracaso, de mal...; y, por el contrario, todo lo que aflora a la conciencia no regresará nunca en forma de destino, fatalidad o enfermedad.

EL COCHE SE HABÍA QUEMADO

Un día, un hombre me contó la siguiente historia:

«Hace varios años, asistí con mi mujer a una conferencia. Cuando terminó, volvimos al sitio donde habíamos dejado el coche, pero, en su lugar, sólo encontramos… un montón de cenizas, aún calientes y humeantes. El coche se había quemado y todavía se escuchaba cómo crepitaban algunos materiales, se veían partes al rojo vivo y otras que estaban a punto de fundirse, y todo envuelto en un olor agrio, una mezcla de neumáticos quemados y gasolina derramada. Pudimos incluso tocar algunos elementos todavía calientes dispersos en el suelo y que ya no guardaban ningún parecido con lo que había sido nuestro coche.

»Nos alejamos de allí a pie, pero, al dar el tercer paso, noté algo. Me detuve un momento y me pregunté: «¿Qué ocurre? Tengo algo dentro… Noto que hay algo en mí, en mi interior. Hay algo de más. Algo indefinible. Algo que nunca había sentido».

»Entonces, me dirijo a mi esposa y le pregunto:

»—¿Tú notas algo dentro?

»—No —responde ella—, no noto nada. Nada en absoluto. Al contrario, siento un vacío, un vacío que me angustia. Como si no hubiera nada dentro de mí.

»—Yo noto algo, como un peso aquí, algo negativo, una especie de bulto, un trozo de algo… —le digo, para poder explicarle lo que siento.

»—Pues yo, todo lo contrario —replica ella—. Me falta algo, algo positivo. Es como si hubiera perdido algo. Un vacío.

»Perplejo, me pregunto: "¿De dónde viene esto que tengo en mi interior? ¿Cuándo he empezado a notarlo? Qué raro. Al dar el segundo paso, no tenía nada y, al dar el tercero, tengo algo. Pero ¿qué es lo que tengo? Es una especie de sensación desagradable, una especie de peso".

»Si retrocedo un paso, si voy para atrás un segundo en la línea del tiempo, no noto nada. Si retrocedo otro paso, otro segundo, tampoco siento nada. Sigo retrocediendo un segundo más y, entonces, veo el incendio. Hay sólo dos pasos de diferencia. Decido investigar qué debe haber ocurrido en el trascurso de esos dos pasos. Desde que se ha producido la fuerte emoción, parece que algo se me ha pegado. Veo algo rojo y amarillo, algo que se quema y percibo perfectamente aquel olor peculiar. Y, entonces, muy rápidamente, como si me atravesara una flecha, me sobreviene una imagen. De repente, visualizo una escena muy negativa. Es mi padre, que se me echa encima. Acaba de quemar todos mis juguetes, yo soy pequeño y él trata de matarme ahogándome con un cojín.

»Doy otro paso y lo veo claro; cuando hay fuego, me siento en peligro. Cuando se produce un imprevisto, me siento en peligro, me siento profundamente estresado y mal.

»—¿Y, a ti, qué te pasa? –le pregunto a mi mujer.

»—Que no hay nada. Es horrible no tener nada. Antes había algo, pero ahora ya no hay nada.

»Retrocediendo un paso, mi mujer vuelve al segundo anterior. Allí, empiezan a cruzarle ideas por la mente. Retrocede otro segundo y encuentra una imagen. Retrocede otro más y escucha ese ruido tan peculiar, ese crepitar tan especial.

»Yo veo cosas. Ella escucha cosas. Escucha ruidos crepitantes y luego se hace un gran silencio. Evoca el recuerdo de su padre. Tiene veintiún años y está con él en casa. De repente, su padre se cae al suelo. No volverá a levantarse nunca más a causa de un infarto fulminante. He ahí el vacío. Ese hombre, el mecánico, su padre… De repente, silencio. Y el pensamiento de mi esposa: cuando hay silencio, es que se ha producido una catástrofe. Se trata de un abandono, de un vacío.

»Y después de tantos años, siente ese vacío. Tanto en su interior como en el mío, con la sacudida que nos ha provocado la fuerte emoción del incendio, algo se ha removido a pesar nuestro, **un recuerdo, una convicción, una emoción.**

»Pero ¿qué hacer con esta emoción que, en mi caso, es como un peso y, en el suyo, un vacío?

»—¿Quieres que ponga esto que me sobra en tu vacío? –le pregunto.

»—¿Quieres llenar mi vacío con eso que te sobra? –contesta ella.

»Y entonces, llega lo que tenía que llegar: un «bebé».

»—No pasa nada –dice ella.

»—Sí, pero eso no es todo –contesto yo–. ¿Cómo vamos a llamarle? Podríamos ponerle David. Será ávido. Y, si es una niña, le podríamos poner Anna o Daniela (en ambos nombres hay negación). Bah, pero no importa.

»—No, a mí sí que me importa. Florence (que florece). O bien, Laurence. Tiene que haber algo.

»Finalmente, decido que le pondré *úlcera,* y ella *cáncer.*

»¿Por qué?

»Porque yo tengo algo negativo que me sobra. Y mi solución inmediata es hacer un agujero, sacar algo de mí, ya que esa sensación de estar lleno, demasiado lleno, es insoportable. Por tanto, voy a ahondar, voy a desarrollar una úlcera.

»Ella quiere llenar ese vacío y, en consecuencia, desarrollará un cáncer, un tumor o pólipos».

Se produce un hecho. Veo algo que se quema y, en mi interior, hago una asociación inconsciente. Mi naturaleza expresa su horror al vacío y se produce un hundimiento.

Si te hablo de un coche, inconscientemente tú evocarás tu propio coche. Nadie piensa en el del vecino. Si hablo de mi padre, tú, inconscientemente, pondrás a tu padre como referente. Si digo «padre», no piensas en tu tío. Y si, por ejemplo, te pidiera que no pensaras en una jirafa, que sobre todo no pensara en una jirafa, sin duda pensarías enseguida en una jirafa.

Es evidente que hay que dar sentido al sinsentido planteado. Mi coche se ha quemado en un aparcamiento mientras yo asistía a una conferencia. A eso, tengo que darle un sentido, asociarlo a una sensación. Mis cinco sentidos perciben el acontecimiento y yo le busco un sentido que me permita seguir una dirección. Todo esto me lleva a un pensamiento, una creencia, que en mi caso es: cuando hay fuego, estoy en peligro.

En ese momento, me sobra algo. Como el coche se quema, estoy en peligro, porque lo ha encendido alguien y ese alguien me puede hacer daño. Ése es el sentido que yo le doy.

Dicho sentido, esa sensación de tener algo que me sobra, sólo puedo vivirlo de un modo biológico, desde mi realidad biológica. Tengo dos piernas, dos brazos, una cabeza, dos pulmones, ganglios, huesos, dos riñones, etcétera. No puedo experimentar la emoción si no es desde mi realidad biológica.

LA EMOCIÓN ESTÁ AHÍ, ME EMBARGA, PERO ¿QUÉ HAGO CON ELLA?

La emoción se traduce en mi realidad biológica. Ahora bien, en mi realidad biológica, no existe un 205 azul que se quema. En cambio, lo que existe es una vivencia de suciedad, de mancha, de algo indigesto. También de cólera, de desvalorización… Y todo eso, **en el segundo siguiente**, pasará a afectar a un órgano.

Si fuera un pájaro, mi realidad biológica sería volar. Si fuera un pez, mi realidad no sería volar, porque no se corresponde con la cultura ancestral de la especie animal.

El sentido se encarna en nuestra realidad biológica. Este acontecimiento inesperado puedo vivirlo ahora con miedo. *Miedo a morir,* porque de repente me recuerda una realidad impresa en mi memoria celular, en una ocasión me quisieron asesinar. Y el órgano que corresponde al miedo a morir en el plano biológico no es la rodilla, el pie o el ojo, son los alvéolos pulmonares. Su sentido biológico es hacernos vivir, trasformar el aire y permitir que el oxígeno entre en la sangre. Si yo temo morir, tengo que conseguir más oxígeno. Por tanto, mi solución será crear más alvéolos para poder atrapar más oxígeno y, así, sobrevivir. Se trata de un conflicto arcaico.

Sin embargo, si yo experimentara este acontecimiento como un *conflicto indigesto,* si no pudiera digerir el hecho de que me hayan quemado el coche, en mi realidad biológica, todo esto se traduciría de otro modo. La descodificación se produciría en el cerebro, a la altura del tronco cerebral, en la parte lateral derecha. Con un escáner, se podría observar el proceso, ya que mis neuronas darían la orden al estómago para que produjera más ácido clorhídrico. De este modo, el exceso de ácido clorhídrico me permitiría digerir eso que me resulta indigesto. La vivencia pasa al plano biológico para expresar la solución.

En este momento, mi esposa percibe una carencia. Nota un vacío y se siente separada de algo, se ha cortado el contacto. Para ella, se trata de un *conflicto de separación* y será la piel la que se vea afectada. La piel nos permite entrar en contacto con el mundo exterior. Si su vivencia es una *pérdida*, será enviada al órgano que corresponde a los conflictos de pérdida. El único órgano que alberga la solución a los conflictos de pérdidas biológicas son las gónadas (ovarios o testículos), puesto que son las que permiten la perpetuación de la especie.

La vivencia de pérdida se traduce en la biología para expresar la mejor solución de adaptación ante un acontecimiento brusco o inesperado.

En la realidad, cuando un animal se traga un hueso (algo que representa un peligro biológico para él), tiene una vivencia biológica de indigestión, cuya solución pasa por producir más cantidad de ácido clorhídrico. He aquí el arquetipo.

Si lo que llega a su intestino es un pedazo de carne en mal estado, la vivencia será la de tener algo «asqueroso» que hay que evacuar. La solución biológica es crear un tumor en el colon para segregar más mucosidad y, así, hacer que lo desagradable fluya más fácilmente hacia el exterior.

Si la situación biológica de estrés consiste en una agresión solar, la solución se encuentra en la dermis. Se tratará de fabricar más melanina. Eso es lo que conocemos como bronceado y su función es protegernos de esa agresión solar.

Si me encontrara en una situación de emergencia, cuya vivencia biológica fuera ir rápido, entraría en juego una zona concreta de mi cerebro que daría la orden al tiroides para que fabricara más hormonas, más tiroxina, con el fin de acelerar el metabolismo. Así, tendría más oportunidades de escapar de mi conflicto de lentitud.

¿REAL O VIRTUAL?

Un ciervo adulto tiene su territorio, su clan de ciervas. Se trata de un macho que cada año fecunda a las hembras. Pero, con el paso del tiempo, llega el otoño y con él un rival más joven que desea plantarle cara. La realidad biológica del ciervo más viejo es el riesgo de perder su territorio biológico de supervivencia, puesto que está programado para perpetuar su especie. Debe incrementar y optimizar sus posibilidades de sobrevivir, conservar su territorio para así perpetuarse. El órgano que podrá ayudarle en esta misión son las arterias coronarias. El ciervo abrirá, ulcerará las arterias coronarias a fin de poder dejar pasar un volumen mayor de sangre, lo que contribuirá a una mayor irrigación del corazón. De este modo, recibirá mucho más oxígeno de manera más rápida, libre de todos los residuos de la sangre, y podrá enviar más sangre a los músculos, que al mismo tiempo recibirán un volumen mayor de oxígeno y azúcar. Así, el ciervo viejo dispondrá de más energías para conservar su territorio.

Por lo tanto, existen situaciones referenciales, arcaicas y biológicas: los arquetipos.

En una ocasión, vino a mi consulta un hombre con problemas en las arterias coronarias. El hombre no tenía ningún problema con su harén. De hecho, no había venido porque alguien quisiera enfrentarse a él para quedarse con su mujer. No obstante, sí tenía un territorio que defender, o al menos algo que el hombre consideraba como tal, su pequeño comercio. Su hijo quería tomar el relevo en el negocio y, un día que el padre quiso pasar un pedido a un proveedor, le dijo: «Tú no tienes por qué hacer ningún pedido. Aquí ya no mandas».

El padre no pudo decir nada. Es cierto que en parte estaba contento de que su hijo le sucediera, pero también tuvo que hacer frente a una realidad violenta, la pérdida de su territorio. Aun así, el hombre no podía decir nada. No había solución posible. La vivencia de ese instante no es otra que la de estar a punto de perder su territorio. A partir de ese momento, estimuló una parte del cerebro, el córtex temporal derecho, en la zona periinsular, que daría la orden de abrirse a las arterias coronarias.

Es una situación estúpida, puesto que esta reacción no le ayudará a recuperar su negocio. Con todo, la orden ya ha sido enviada.

Para ejemplificarlo con una metáfora, se parece en parte al instante en que alguien lanza una flecha. En cuanto se dispara la flecha, ya no es posible detenerla.

En un momento dado, existe una vivencia y ya no hay vuelta atrás, se reclama la acción de las arterias coronarias. Es la solución biológica de adaptación, programada en su propio ser; se trata de una solución de supervivencia que ha servido a lo largo de millones de años y nos ha permitido adaptarnos a la realidad que nos circunda.

Pero, en esta situación, nuestro hombre se encuentra en un plano virtual. Aunque el único que no se da cuenta de ello es su propio cerebro. Se puede afirmar que **su cerebro no sabe distinguir entre lo real y lo imaginario.**

Ahora me gustaría que te imaginases la situación siguiente: un día me encuentro en casa de unos buenos amigos, que preparan un tentempié asombroso. Me sirven un cóctel a base de zumo de limón y una cucharada de mostaza picante. Si yo sirvo a varias personas la misma bebida y las invito a que la prueben, sin lugar a dudas habrá quien empezará a hacer muecas. Pero ¿por qué? ¿Acaso sienten picor en la boca? ¡Pero si ni tan siquiera les ha dado tiempo a oler la mezcla! Están en un plano virtual y, sin embargo, ya hay quien pone cara de asco.

A nuestro comerciante le sucede lo mismo. De repente, su psique, su cerebro y su cuerpo sufren un choque. De pronto, surge un recuerdo, una asociación con un drama personal y, en el segundo posterior, aparece una convicción: «sin territorio, la vida carece de sentido».

Entonces, se experimenta la siguiente vivencia: «Pierdo mi territorio». Hay un vacío y, acto seguido, la nada.

Después aparece la solución biológica de supervivencia: abro mis arterias coronarias a fin de hacer llegar más sangre al corazón.

Con el tiempo, nuestro hombre acabó por resolver su conflicto; esto es, pudo volver a cerrar sus arterias coronarias. Al cabo de unos meses se convenció de lo siguiente: «Después de todo tengo suerte, ¡ya no pinto nada en este negocio!». De este modo cesó en su empeño y consiguió cerrar las arterias coronarias, puesto que dejó de sentir la necesidad de luchar contra el ciervo joven. Además, el desenlace final también benefició a su córtex temporal derecho. Durante el proceso de recuperación de las arterias, se recibe la ayuda del colesterol, un material de recostrucción que permite reparar nuestro cuerpo.

¿QUÉ ES LO QUE LA ENFERMEDAD CONSIGUE CURAR?

Jung dijo que no estamos aquí para curar nuestras enfermedades, sino que la enfermedad está ahí para curarnos a nosotros.

Un día una mujer vino a mi consulta porque tenía un tumor en la mama izquierda. Buscamos el suceso más impactante, el más dramático, sobre el que jamás fue capaz de hablar y que tuvo que vivir en un aislamiento absoluto. Porque cuando hablamos de algo, ese algo se *expresa*. Si no se expresa, se imprime. **En biología, todo lo que no se expresa, se imprime.**

El primer pecho que una mujer diestra ofrece a su hijo para mamar es el izquierdo. Así pues, la criatura tiene la oreja derecha apoyada sobre el corazón de la madre, oye el ritmo cardíaco y eso la tranquiliza.

Pero ¿cuál es el sentido biológico de la mama?

La mama es el único órgano que no sirve a su propietaria, sino que sirve a otro. Si a la mujer le quitamos ambas mamas puede continuar su vida. La mama es para el otro. Así, un problema en la mama es un problema en relación con el otro. La mama sirve para producir leche, para alimentar a otro, para dar de sí misma.

A partir de este razonamiento, le expliqué que detrás de esta vivencia se escondía un sentimiento relacionado con otro, un hijo o alguien querido que se había encontrado en una situación de peligro. Retrocedimos en el tiempo y la mujer volvió a su juventud; de repente, se derrumbó. Pudo evocar el suceso y me explicó que un día fue a la feria con su nieto. El niño se quiso montar en el tren de la bruja, fue corriendo y se cayó de forma que las manos quedaron justo encima de los raíles en el momento en que pasaba el tren. En cuestión de segundos, la mujer vio las manos seccionadas del niño, así como todos los problemas que dicha discapacidad le ocasionaría, la depresión de su hija, etcétera. La consultante imaginó mil y una desgracias y se sintió culpable. Algo inconcebible. Deseó haber podido hacer algo, dar de sí misma, pero ya no había nada que hacer. Ahí estaba, anclada en esa maternidad imposible. A lo largo de media hora me contó lo que pasó por su cabeza en uno o dos segundos.

Lo cierto es que al niño no le pasó nada; llevaba un jersey con las mangas largas y las manos nunca llegaron a tocar los raíles, pero ella no lo vio. El pequeño sólo se hizo unos rasguños en las piernas. Sin embargo, en ese momento una emoción muy fuerte se grabó en el inconsciente de la abuela. La flecha salió disparada. Cuando logró calmarse y apelar a la razón, se convenció de que todo iba bien, puesto que su nieto estaba a salvo. Pero lo importante no es que la mujer pensara con la cabeza; lo que cuenta es el sentimiento, lo que sucedió en sus «entrañas». Aquel accidente se podría volver a producir perfectamente, pero esta vez de verdad. Entonces la mujer empezó a tener pesadillas. En sus «entrañas», revive una y otra vez estas posibilidades. Así, aunque cuando piensa con la cabeza está contenta, si lo hace con las «entrañas» ya no puede vivir; el tiempo se ha detenido en ese momento y no puede avanzar.

Cuando los científicos excavan en la banquisa, encuentran polvo y gases procedentes de la prehistoria. Todo está ahí, en la historia de la persona, en los estratos más profundos. Todo permanece en el interior.

Y, al cabo de unos años, para esta mujer ver algo en la televisión, un niño con algún problema, que se cae o lo tiran, cualquier situación similar, será motivo suficiente para despertar otra vez el síntoma de adaptación.

Otra persona que no ha vivido el mismo drama no siente los acontecimientos del mismo modo; no está programada para ello. En cambio, esta mujer sí lo está, lo lleva en su interior, para ella el acontecimiento es posible. Lleva ese programa en sus «entrañas», en su memoria, en las células, en los núcleos de éstas y en el código genético. Si tiene un hijo en este momento, de manera inconsciente encargará a la criatura una misión, le dará todas las soluciones ganadoras, todo lo que la ha ayudado, todo lo que ha sido importante para ella. Una de las soluciones ganadoras, una de estas cosas importantes para ella, es que siempre hay que estar preparado para cuidar de los demás y ocuparse de ellos. La madre lleva esta información en sus neuronas y sus genes. Al procrear, trasmite este programa, ya sea a través de los genes, con la educación, de un cerebro a otro, etcétera. Cabe la posibilidad, incluso, de que esa criatura se llame Cristian, Cristina, Cristóbal… En definitiva, cabe la posibilidad de que, al igual que Jesucristo, el hijo lleve en el nombre la misión de ocuparse de los demás y, de alguna manera, pase a ocupar un segundo plano. Es posible que sea enfermero, terapeuta o asistente social. En todo caso, él o ella se convertirán en un par de mamas. De una manera profesional o física, consagrará una fidelidad, una lealtad incondicional a este programa de supervivencia.

De este modo, nos encontramos con personas, hombres y mujeres, con un pecho fuerte, muy sensibles a las miserias del mundo, aunque no comprenden por qué. Pero, a medida que repasamos sus respectivas ascendencias, encontramos el momento exacto en el que se instaló el programa.

Ahora he de mencionar también el caso de otra paciente, una mujer a cuyo hijo le diagnosticaron autismo. La misma tarde en que se lo dijeron, las mamas de la madre empezaron a secretar leche y la tuvo que ponerse pañuelos y cambiarlos unas seis veces al día para no mojarse. En este caso, el propio diagnóstico fue suficiente, no hubo necesidad de ir en busca de una experiencia anterior. El impacto de la noticia fue tan fuerte que el programa biológico surgió al instante.

RESUMEN DE LA CADENA BIOLÓGICA DEL PROCESO DE LA ENFERMEDAD

1. El **acontecimiento** exterior «*»
2. se percibe con los cinco sentidos,

3. en el acto, aflora el **recuerdo** inconsciente de otro aconte-cimiento que guarda alguna relación con «*»,
4. entonces, aparecen las **convicciones**
5. y éstas provocan la **vivencia.**
6. Ésta se trasforma en un código biológico en el interior del **cerebro**, donde existe un conjunto finito de compartimen-tos que se corresponden con nuestra realidad biológica, esto es, que, en definitiva, este proceso desemboca
7. en el **cuerpo**, que expresa el programa de adaptación.
8. En los casos en los que la intensidad dramática es muy fuerte, el programa biológico puede trasmitirse también a través de los gametos (óvulos y espermatozoides) y la criatura engendrada demostrará una lealtad y fidelidad inconscientes a este código, mediante sus enfermedades, su nombre, su trabajo, etcétera.

LAS DOS FASES DE LA ENFERMEDAD

Todas las enfermedades costan de dos fases:

✓ La primera va desde el impacto hasta la resolución del mis-mo; es la fase de estrés, la primera fase de la enfermedad.
✓ La segunda va desde la resolución hasta la vuelta a la norma-lidad; es la fase de curación, inflamatoria, la segunda fase de la enfermedad (*véase* esquema en la página siguiente).

➤ Ejemplos: las enfermedades de la mama.

■ Un niño está lejos de su madre y, en consecuencia, la madre experimenta un sentimiento de carencia, de separación, de vacío; entonces empieza a abrir los canales interiores de sus mamas. En ese instante, no se observa nada, no hay síntomas aparentes, no se tiene ninguna sensación en relación a ello. Este estado puede ir en aumento a lo largo de meses.

Al cabo de un año, de diez, de veinte, lo cierto es que poco importa, puesto que la mama no es un órgano vital, la madre

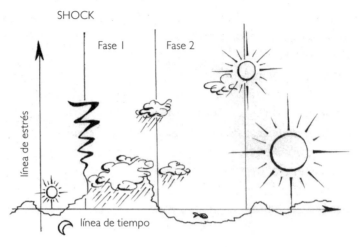

Las dos fases de la enfermedad.

resuelve su conflicto. En ese momento, desarrolla una enfermedad en la mama durante la fase de curación que puede durar algunas semanas.

Es lógico. Después de solucionar el conflicto, el órgano se repara. Entonces llegan los síntomas de reparación, de curación, de reestructuración.

- En cambio, su vecina vive un drama: «¡Mis hijos están en peligro!». De inmediato, sus mamas empiezan a secretar más leche de lo normal. Desarrolla una mastosis, un adenoma de la mama. Fabrica mama, fabrica la glándula que da leche. Esto aumenta en proporción directa a la vivencia dramática experimentada por la mujer. En caso de que sea muy dramática, el proceso será más rápido, puesto que la psique, el cerebro y el cuerpo van juntos, son una sola cosa.

Nuestra realidad biológica al completo, esto es, la psique, el cerebro, el cuerpo, los meridianos energéticos, el pulso chino, las manchas del iris, etcétera, evolucionan al mismo tiempo. Si la persona entra en conflicto, todo entra en conflicto. Si la persona lo soluciona, todo se soluciona.

- Un día, un señor vino a mi consulta porque tenía un tumor en el recto. Perdía sangre por el ano desde el mes de febrero.

Le pregunté si durante ese mes le había sucedido algo positivo.

El hombre, desconcertado, puso cara de no entender la lógica de la pregunta. Pero, si había sangre, significaba que se había producido una gran inflamación, lo cual quería decir que su cuerpo estaba en proceso de solucionar algo, se encontraba en la segunda fase.

Finalmente, recordó una situación dramática que había vivido hacía un año. Él era el segundo de sus hermanos y tenía cinco hijos. Su segundo hijo (con el que se sentía más identificado) llevó a su novia a casa por primera vez. A lo largo de toda la comida, la joven no dejó de lanzar indirectas a su hijo y de hacer comentarios humillantes. En ese instante, el padre experimentó un conflicto, pero no le pudo decir nada al hijo, puesto que se trataba de su elección. Y él ama a su hijo, así que respetó su decisión. Pero, en mi consulta, cuando me lo contó, me dijo: «¡Dios mío! ¡Menuda situación!», mientras hacía aspavientos con una mano. A lo que yo le pregunté: «Y, ¿qué trata de decir la mano?».

—Bueno, me gustaría haberla echado de mi casa; lo que hizo fue de muy mala educación.

Aquel hombre me hablaba con el recto. Su vivencia en el momento del drama fue que tenía algo podrido dentro, en su territorio, y quería evacuar aquella podredumbre, pero no podía hacerlo, por lo que se encontró atrapado.

Más tarde, a finales de enero, su hijo le telefoneó y le dijo que había roto con ella, que estaba harto y que ya no la vería más. El joven no se enteró del drama que había sufrido su padre, ni de la alegría que le había supuesto aquella separación. A la mañana siguiente, el hombre empezó a perder sangre. En ese momento, ya había solucionado el conflicto de suciedad y podredumbre. Empezaba el proceso de reparación, de solución.

No obstante, el problema no acabó ahí. El hombre enseguida consultó con médicos, que hicieron muy bien su trabajo basado en creencias médicas. Uno de ellos consideró que sus síntomas eran realmente graves y que era necesario hacer esto y aquello. Otro impacto para mi cliente, quien a partir de ese momento tenía miedo a morir. Se trata de otro shock, que nada tiene que ver con el primero.

El miedo a la muerte afecta a los pulmones, el miedo a la enfermedad, a los ganglios nobles…

El plazo de aparición es muy variable, en función de la vivencia. Aparece en el preciso instante en que se produce la situación dramática, pero se expresa a lo largo de un período determinado. Para alguien que experimenta un conflicto en relación con la piel, los síntomas se observan rápidamente, puesto que la piel está a la vista. Si se trata de una descalcificación de los huesos, es necesario que trascurra un tiempo, unos meses, para darse cuenta del problema. El lapso de tiempo depende del órgano y, en consecuencia, de la vivencia.

EN OCASIONES, ME PARECE QUE EL SER HUMANO SE PUEDE COMPARAR CON UN PASAJERO SENTADO EN UN VEHÍCULO

En una ocasión, una mujer acudió a mi consulta y me dijo: «Quiero tener hijos». En ese momento, fue el pasajero que llevaba dentro quien me habló, la persona estéril. Ella quería ir a la derecha, hacia el bosque de la fertilidad, mientras que su coche la llevaba al desierto de la esterilidad. Le expliqué que, en realidad, era su inconsciente quien conducía. Esa mujer llevaba en su inconsciente un recuerdo que se convirtió en mensaje: su madre murió al dar a luz. Así, en su inconsciente, corre peligro si se queda embarazada, ya que incluso puede llegar a morir. En el sistema lógico, el inconsciente siempre está en lo cierto. Éste la guía hacia la vida y para él la vida pasa por no quedarse embarazada. Una vez comprendió esto, la mujer pudo «desprogramarse» y empezar a tener hijos con la absoluta certeza de que el problema lo tuvo su madre, y no ella. ¿Cuántas madres tienen hijos y sobreviven?

Llegados a este punto, se trata de ser consciente de quién conduce, de quién lleva el volante. Cuando hago esto o aquello, cuando tengo unos síntomas o realizo una determinada actividad, ¿quién conduce mi vida? ¿Y por qué?

Una mujer iba al gimnasio. Practicaba musculación una hora diaria. Un día, en plena sesión, se dio cuenta de que hacía aquello por culpa de su padre. El hombre siempre la menospreció y le dijo que era «fea y canija». Ella había olvidado aquel desprecio, pero el recuerdo seguía en su interior. Una vez que se dio cuenta de por qué iba al gimnasio cada día, dejó las pesas en el suelo, se duchó y no volvió nunca, puesto que lo había hecho como reparación a su conflicto con el padre. Era aquello lo que conducía su coche. A su lado, no había ningún pasajero que quisiese ir al gimnasio. Evidentemente, podría haber proseguido sus sesiones de musculación, pero con otra motivación. En caso de querer seguir por la misma vía, hacia el gimnasio, la esterilidad…, una vez uno se da cuenta, ya no hay razón para continuar.

EL MURMULLO ELECTROQUÍMICO DE MIS CÉLULAS...

El objetivo, la especificidad de la descodificación biológica de las enfermedades, no es otro que el de proponer un sentido biológico basado en **la emoción**, nunca en el intelecto. Si nos limitamos al nivel intelectual, podemos agradar o disgustar. No obstante, cuando se trata de la historia personal de cada uno, ya no nos encontramos en un plano intelectual, sino emocional.

La emoción es el canto de las células, es su murmullo, la luz eléctrica, cálida y química, la realidad subjetiva de los núcleos celulares. La emoción es una pequeña célula que habla de sí misma, que se muestra como un animal salvaje, un monje pudoroso, un artista desnudo, sin tapujos, satisfecho o frustrado.

I

Cardiología

El aparato cardiovascular está costituido por una bomba, el **corazón**, envuelta en una capa protectora, el **pericardio.** Su función consiste en impulsar enérgicamente la sangre a todos los rincones del cuerpo, a todas y cada una de las células. La sangre trasporta elementos vitales como, por ejemplo, el oxígeno y el azúcar. En su recorrido, utiliza primero los canales que van del corazón a los distintos órganos, las **arterias**, y luego los canales de retorno de los órganos al corazón, las **venas.** La irrigación del corazón depende de los vasos sanguíneos conocidos como **arterias coronarias.**

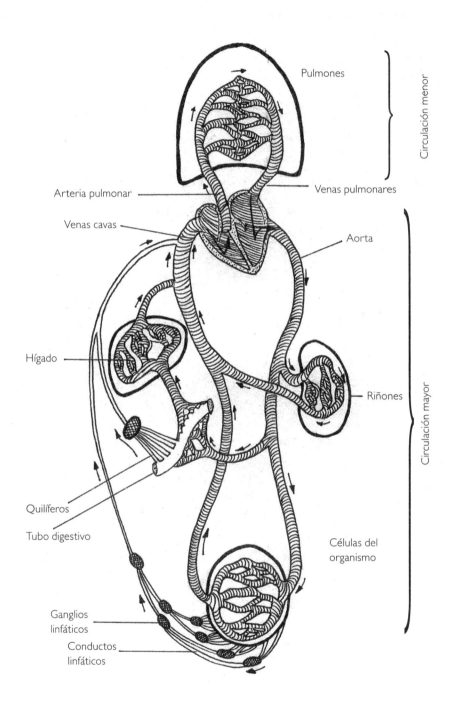

Pulmones

Circulación menor

Arteria pulmonar

Venas pulmonares

Venas cavas

Aorta

Hígado

Riñones

Quilíferos

Tubo digestivo

Células del organismo

Circulación mayor

Ganglios linfáticos

Conductos linfáticos

Circulación sanguínea y linfática.

ARTERIAS CORONARIAS

ÓRGANO AFECTADO

Arterias coronarias y/o vesículas seminales.

PRINCIPIO DEL CONFLICTO BIOLÓGICO

Un **ciervo corpulento que se ve atacado en su propio territorio** moviliza todas sus fuerzas para ganar el combate, sin escatimar esfuerzos. Reúne una fuerza enorme que requiere mucho oxígeno, pero no puede descansar; se encuentra en un momento de estrés, en la fase activa del conflicto.

Para poder ser lo más eficaz posible, debe mantenerse en tensión permanente, sin que se produzca ninguna fase de descanso, ya que es la mejor forma de obtener una gran cantidad de energía. Para trasmitir fuerza a los músculos, es necesario que haya mucho oxígeno con el objeto de que se puedan producir las combustiones aerobias. La sangre es la encargada de trasportar el oxígeno y el corazón, el que acelera la circulación de la sangre. Para ello, el corazón bombea sin descanso y las coronarias lo alimentan; el corazón «hiperarterializa» su músculo cardíaco. Puesto que su función es abastecer al corazón, el flujo de las arterias coronarias debe ser muy grande.

La orden del cerebro será excavar. Esto provocará una ulceración en la arteria coronaria, las paredes se harán más delgadas y el caudal de sangre será mayor.

No obstante, en la fase de curación, la arteria se repara y existe el riesgo de taponamiento.

El corazón está irrigado por las siguientes arterias principales:

✓ coronaria derecha
✓ coronaria izquierda
✓ circunfleja

y por numerosas arterias accesorias.

En el corazón, hay una veintena de arterias. Por ello, éste podría vivir a ralentí aunque el 60 por 100 de ellas no funcionaran. Así pues, a pesar de que una de las arterias se taponara, el corazón seguiría funcionando.

En el trascurso de algunos experimentos realizados con un perro de 70 kg, se le ligó una de las tres arterias coronarias principales. El perro experimentó instantáneamente un infarto de esta arteria, pero siguió con vida. Durante quince días, se le practicaron coronariografías y se observó que «habían crecido» venas colaterales alrededor de la arteria taponada. Al cabo de cuatro meses, estaba todo recolocado y, gracias a las venas colaterales de esta arteria ligada, la irrigación era normal.

En una segunda fase, se llevó a cabo la ligadura de la segunda coronaria y, más adelante, de la tercera. El perro sobrevivió. El animal no desarrolló ningún conflicto de pérdida de territorio ni ninguna patología cerebral.

Por el contrario, si tú costruyes una casita preciosa a un perro al que alimentas bien y, al cabo de una temporada, lo echas de la caseta y se la das a otro perro, el que ha perdido su territorio tardará entre uno y tres meses en sufrir un infarto.

En el caso del ciervo, el proceso es de 15 días, que coincide con la duración del período de combates. Luego llega la estación del apareo. Si los combates duraran tres meses, se retrasaría tres meses la estación del apareamiento y las crías nacerían en verano. Al nacer en primavera, el color castaño claro y pardo de las crías se confunde con las manchas claras que la luz proyecta en el bosque y pasan desapercibidas. Así, pronto pueden empezar a mordisquear la vegetación tierna y, cuando tengan que enfrentarse a su primer invierno, ya serán casi adultos. Además, cuantos más animales conformen el grupo, más fuerte será éste ante los depredadores.

En la naturaleza, existen muchos fenómenos de regulación.

Cuando se produce un conflicto territorial, nuestra biología lo descodifica trasformándolo en una úlcera en las arterias coronarias y el cuerpo está en ebullición. Las úlceras amplían la capacidad arterial y aumenta la elasticidad vascular, dejando más espacio para el paso de la sangre.

En el medio natural, cuando un ciervo joven se enfrenta a uno viejo, el estrés actúa a favor del ciervo dominante, puesto que, al aumentar su vitalidad, esta fase de estrés le permitirá atacar y vencer al macho joven para conservar su territorio (hembras).

Una vez ganada la batalla, el cuerpo pasa a la FASE DE CURACIÓN. La crisis épica se denomina infarto de miocardio.

Podemos observar que la naturaleza ha establecido dos pruebas:

✓ El ciervo viejo debe vencer al más joven para poder seguir procreando.
✓ Debe sobrevivir a la FASE DE CURACIÓN (segunda fase).

Si el conflicto fuera demasiado largo, si sobrepasara el TIEMPO BIOLÓGICO, el ciervo viejo moriría. No puede esperar demasiado para resolverlo, si no, sucumbiría a la selección natural.

En el modelo natural (animal), existe la necesidad instintiva de ocuparse directamente del territorio y el contenido del mismo (acceso espacial al abrigo, el alimento, el agua, la manada, las hembras y las crías, echar a los intrusos, etcétera) que, al fin y al cabo, es una prolongación del nido.

Todo lo que puede compararse con un «**modelo humano masculino**», trabajo (puesto y colegas), mujer, familia, casa, coche, hobby…, puede convertirse en objeto de conflicto, de un conflicto muy serio.

Se trata de un ataque directo que, en ocasiones, acaba con la pérdida de este espacio tan familiar, del lugar donde la persona está a gusto y se siente cómoda. Si de repente pasa algo, la persona acusa enseguida el peligro de que todo se venga abajo.

A partir de ahí, hay que luchar en todos los frentes, hacer equilibrios en la cuerda floja, pero casi nunca se quiere admitir lo que está sucediendo. «¡Qué narices! Estoy en mi casa…». Al «estar con el agua al cuello», uno mismo puede acabar con su propio espacio, materializado en la casa, en el despacho, en el taller, en el coche, etcétera, o, por extensión, con los habitantes de ese espacio (empleados, colegas, pareja, niños...,). En algunos casos, hay un componente de deseo de dirigir «su» territorio, en el sentido de controlar personalmente una asociación, las existencias del almacén, el dinero de la casa... Y de jefe («¿Por qué has hecho esto sin consultarme?») se puede llegar a dictador. El conflicto empieza cuando uno intenta **continuar siendo a toda costa el dueño de su territorio.**

Vivencia del conflicto biológico

a) **En el caso de los diestros:** pérdida de territorio o del contenido del territorio (por ejemplo, cuando la pareja abandona el territorio).

   Fuente del conflicto: trabajo, casa, familia, poder, autoridad, incluso la mujer puede ser objeto de conflicto.

   Se trata de un conflicto sexual masculino, un conflicto territorial.
   - Territorio perdido que ya no se tiene.
   - La lucha por el territorio.
   - Querer ser el jefe.

   Es una puntualización del conflicto de los bronquios (amenaza en el territorio).

   Defender el territorio.

   Conflicto de pérdida de territorio:
   - con connotación sexual:
     - hombre diestro: arterias coronarias; zurdo: venas coronarias
     - mujer diestra: cuello uterino (conflicto de no estar cubierta); zurda: arterias coronarias
   - sin connotación sexual:
     - hombre diestro: bronquios; zurdo: laringe
     - mujer diestra: mama izquierda; zurda: mama derecha

b) **El caso de los zurdos:** conflicto biológico de frustración sexual. Casi siempre acompañado de depresión.

Resumen

Conflicto biológico del territorio: esta expresión se refiere a la situación del individuo que ha perdido su campo de acción, su territorio. Por ejemplo, el ciervo que pierde su territorio en el bosque, el lobo que pierde su territorio en la montaña, el hombre que ve reducido su campo de acción en el núcleo de la familia, la empresa, etcétera. El conflicto también se puede producir cuando se pierde sólo una parte del territorio, como, por ejemplo, la pareja, los hijos, un amigo...

1. Fase de conflicto: movilización de las fuerzas para restaurar la situación anterior.
2. Fase de curación: curación de los síntomas del esfuerzo llevado a cabo.

¿Qué ocurriría si el conflicto no pudiera resolverse nunca? Existen dos posibilidades:

a) El individuo continúa su lucha y ataca continuamente con todas sus fuerzas hasta que, agotado, muere por sí solo o a manos del adversario.
b) El individuo se adapta al conflicto (el segundo lobo). El conflicto se trasforma, se reduce, permanece activo, aunque sutilmente. El individuo sufre costantemente anginas de pecho, aunque ligeras, y puede seguir subsistiendo con ellas. A esto se le llama «conflicto en equilibrio». El individuo puede llegar a viejo, pero acaba psíquicamente debilitado.

En una jauría de lobos, tal como indica la etología, un lobo secundario no tiene derecho a llevar la cola en alto, subir la pata para orinar o gruñir en presencia del cabeza de grupo. Además, el lobo secundario no tiene nada que hacer con las lobas, ya que no puede copular con ellas.

Pero estas reglas las ha establecido la naturaleza precisamente para costruir la estructura social de un grupo. Este ordenamiento motiva unas características biológicas claramente subordinadas a las condiciones.

Evidentemente, un individuo de este tipo no podrá jamás ocupar la posición de jefe.

➢ EJEMPLOS

- El señor X vive en París: ocupa un piso que pertenece a su padre. Un día, decide acoger a un vagabundo, que ya no querrá irse nunca. El señor X ya no puede ni siquiera entrar en su casa. Un tiempo después, cuando el hijo recupera por fin el piso, su padre sufre un infarto.
- El señor X tiene un conflicto con una colega, **no para de pelearse con ella,** porque la mujer le quiere quitar el despacho que él tiene en la empresa y relegarlo a otro despacho mucho más pequeño. Está protegida por el director, porque es su amante. En cuanto la ve, tiene ganas de pelearse.
- El señor X ve a su esposa, en el recibidor de la casa, y ella le dice: «No volveré nunca más». Para él, la casa se convierte en una ruina. SHOCK: conflicto de territorio perdido. En enero, se encuentra con gente que le dice: «Tu matrimonio fue un error. No estabais hechos el uno para el otro. Es mejor así». El 26 de febrero, experimenta dolores en el corazón: un infarto.
- La casa se saca a subasta.
- El hijo ha tenido un accidente de moto.
- «Quedar arrinconado», perder el trabajo, no aceptar la jubilación.
- Un hijo adolescente que no puede dominar.
- El señor X sufre síntomas de angina de pecho poco tiempo después de jubilarse. No ha sabido aceptar esta pérdida de territorio.

LOCALIZACIÓN CEREBRAL

Córtex periinsular derecho.

VENAS CORONARIAS

VIVENCIA DEL CONFLICTO BIOLÓGICO

Conflicto biológico de frustración sexual en sentido amplio, es decir, ausencia de relación, de interacción con la pareja.

A ella se le rompe el corazón, siente pena de amor.

Conflicto de pérdida de territorio sexual.

La hembra se encuentra entre dos ciervos; es una relación triangular.

Sentirse impotente a la hora de hacer regresar al marido al hogar.

En este SHOCK, hay un componente de despecho-frustración que llega incluso a la convicción de no **pertenecer a nadie**, y sobre todo a su pareja, de no interesar a nadie.

El otro componente esencial, que a menudo aparece de distinto modo, y que afecta normalmente a **los hombres**, es la **dependencia** (en ciertos casos, en un contexto de dolor físico o psíquico, como una enfermedad).

La dependencia perjudicial se desarrolla cuando se ve a la pareja demasiado protectora o demasiado indiferente. Por ejemplo, un hombre que lleva mucho tiempo hospitalizado no admite que sea su esposa la que se ocupe de todo, porque, en condiciones normales, es él quien toma las decisiones.

En el caso de **los hombres o las mujeres zurdas:** conflicto territorial (pérdida de todo el territorio o del contenido del territorio, por ejemplo, la pareja se va); *véase* «Arterias coronarias».

GENERALIDADES

En el modelo animal, ante ciertos períodos de estrés, se produce una necesidad instintiva de que el macho se ocupe de la hembra, la cubra cuando esté en celo y se encargue de su alimentación y seguridad dentro de los límites espaciales, etcétera. De este modo, la hembra podrá ocuparse de la llegada al mundo de sus crías y de los cuidados particulares que éstas requieren.

Podría decirse que éstas son las condiciones mínimas para la creación «de un futuro territorio familiar», un nido, una guarida…

Este conflicto puede estar motivado por todo aquello que, según el modelo humano femenino, pueda crear un sentimiento de carencia o frustración:

✓ en la sensación de la propia importancia de la persona,
✓ en la atención afectiva,
✓ en las relaciones sexuales, etcétera

Cuando el impacto emocional penetra en profundidad y se produce a la vez una inmensa tristeza, una carencia con un fuerte componente de frustración y una sensación de inutilidad total, se dañan las venas coronarias, así como el cuello del útero.

➢ Ejemplos

■ La señora X creyó haber pasado una noche de amor excepcional, pero su marido le confesó que, para él, había sido una noche totalmente ordinaria. Acto seguido, la mujer experimenta un conflicto sexual con la aparición de una úlcera en el cuello uterino.

■ El señor X sufre taquicardia. A los dieciocho años, tiene su primera crisis de taquicardia. Necesita descubrir la sexualidad, pero se siente culpable por ello y desarrolla una frustración permanente. A los veintiséis años, tiene una segunda crisis. En ese momento, le resulta imposible vivir su sexualidad, ya que experimenta dolores en el pene porque tiene el frenillo del prepucio demasiado corto. Entonces conoce a su futura esposa; ocurre de repente y se le presentan nuevas perspectivas. Una hora antes de verla, ya no se puede dominar; se producen las taquicardias.

Se trata de un conflicto de frustración derivado de la corta longitud del frenillo. El señor X tenía que soportar el dolor para obtener el placer.

LOCALIZACIÓN CEREBRAL

Córtex periinsular izquierdo.

CORAZÓN

ÓRGANO AFECTADO

Paredes del corazón, miocardio, endocardio.

VIVENCIA DEL CONFLICTO BIOLÓGICO

Endocardio: «Esto me arranca el corazón».

Miocardio: conflicto de desvalorización personal relacionado con la eficacia del corazón.

«No lo conseguiré; mi corazón no es lo suficiente fuerte», dice un deportista.

➢ EJEMPLO

■ Atrofia de la aurícula derecha: «Cuando mi madre estaba embarazada de mí, tomó veneno para abortar y no funcionó. Cuando hay veneno en las venas, no hay que moverse, igual que cuando penetra en el interior del organismo el veneno de una serpiente. Hay que disminuir el ritmo de la circulación venosa y la mejor solución para sobrevivir es la atrofia de la aurícula derecha».

LOCALIZACIÓN CEREBRAL

Médula cerebral.

PERICARDIO

Vivencia del conflicto biológico

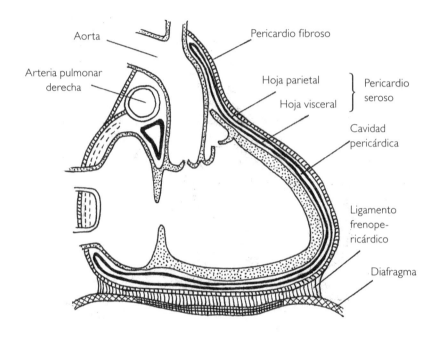

Disposición general del pericardio.
(Corte vertical y anteroposterior del corazón).

1. Ataque directo contra el corazón. Ejemplo: «Le vamos a operar del corazón».
2. Conflicto de miedo relacionado con el corazón propio o de los demás.

   Miedo a sufrir un ataque, afecta a la esfera cardiovascular: «Hay que tener mucho cuidado con el corazón». El individuo teme que los dolores, las palpitaciones, la hinchazón de las piernas, etcétera, se deban a problemas cardíacos.

   Ataque externo o interno: un dolor brusco o el diagnóstico de una enfermedad cardiovascular (hipertensión arterial…). A menudo, la gente que padece dolencias de corazón se deja llevar por el pánico.

44

Una mala noticia: el abuelo es ingresado en el hospital porque está enfermo del corazón. El individuo puede vivir este acontecimiento como un problema personal que afecte a su propio corazón.

3. Ataque contra la integridad de mi territorio.

➢ Ejemplo

■ La señora X tiene una tensión arterial de 14/11; está «descompensada» (las dos cifras son cercanas). Se trata de un conflicto relacionado con el pericardio. Entre 1965 y 1975, la mujer se esfuerza por prolongar la vida de su padre aquejado del corazón. En 1975, su padre fallece y, seguidamente, fallece la madre de repente.

¿Se ha debido la muerte a un fallo cardíaco? La señora X cree que sí.

Desde entonces, como ella también tiene dolores, teme por su corazón.

LOCALIZACIÓN CEREBRAL

En el centro del cerebelo.

ARTERIAS

ÓRGANO AFECTADO

Carótidas, cayado de la aorta, arteria pulmonar.

VIVENCIA DEL CONFLICTO BIOLÓGICO

CARÓTIDAS: «He perdido mi territorio intelectual». «Debo defender mis ideas».

> Ejemplo

- «Me han robado mis derechos de autor, mi patente de invención».

  Sentido biológico: las arterias se abren y permiten que llegue más sangre al cerebro. Cuando alguien abandona sus ideas, la carótida se tapona.

ARTERIA CERCANA AL TIROIDES: conflicto de pérdida de territorio que empeora y debo solucionar urgentemente.

> Ejemplo

- Una mujer teme que otra le quite a su novio y se empeña en casarse por miedo a perderlo.

ARTERIAS PULMONARES Y AORTA: pérdida de territorio alejado, periférico, distante, terreno diseminado.

LOCALIZACIÓN CEREBRAL

La misma que en las arterias coronarias.

VENAS

ÓRGANO AFECTADO

Venas (excepto las venas coronarias).

VIVENCIA DEL CONFLICTO BIOLÓGICO

Desvalorización: no ser capaz de asumir algo, de reponerse, de llevar la propia carga. «Tengo que reponerme y eliminar la sangre sucia, el poso, los problemas». «No puedo volver a mi casa, al centro del territorio familiar relacionado con la sangre, con el corazón».

PIERNAS PESADAS: llevar una carga demasiado pesada.

ANGIOMA: angustia de la madre por una parte corporal.

> ➢ EJEMPLO

- Tras el nacimiento de su primer hijo, la señora X oye decir a su madre: «Menos mal, no tiene la cabeza anormal». En su segundo embarazo, la señora X está angustiada. «Que no tenga la cabeza anormal», piensa. Al nacer, el bebé tiene un angioma en el cuello.

Enfermedad o síndrome de Raynaud

Se trata de una vasocostricción que causa que las extremidades estén blancas, violáceas y frías.

Conflicto de desvalorización que afecta a las arterias, lugar por donde circula la sangre oxigenada. En consecuencia, las manos y los pies se quedan blancos o violáceos y fríos: «No dejo pasar la información destinada a hacer circular la sangre oxigenada (no soy operativo, eficaz)».

✓ Conflicto de pérdida de territorio en un marco de separación y de muerte.
✓ Desvalorización relacionada con no poder tocar, retener, agarrar, atrapar, hacer algo, mantener la sangre fría…

> ➢ EJEMPLO

- Querer retener a un difunto. «**Quiero retener al difunto** (o a la difunta) con las manos para que no parta hacia el mundo de los muertos». La muerte se vive, se siente, como algo helado.

La enfermedad de Raynaud coincide a menudo con un conflicto relacionado con el pericardio (temor por el aparato cardiovascular, etcétera).

- Una mujer violada queda en estado y aborta. Desarrolla varices, porque se ha quitado un peso de encima.

- **Paraflebitis**

  «Soportar a mi marido es duro, nunca está contento y siempre lo ve todo negro, siempre tengo que animarlo yo». Las venas son las que acarrean con todo lo sucio. Esta mujer ha tenido una infancia feliz y sus padres se llevaban muy bien. Por eso, ella siempre busca la unidad del hogar. Sin embargo, se produce un conflicto entre su marido y su padre, que acaba de enviudar. El primer conflicto y la primera flebitis se manifiestan cuando el padre se va. Después se produce un conflicto entre sus dos hijos y aparece la segunda flebitis. «Yo siempre intento eliminar los problemas», dice la mujer.

- La señora X sufre dolores en el hueco poplíteo. Según el médico, «son problemas vasculares». Se trata de un conflicto de carga, de la suciedad que tiene que arrastrar. ¿Dónde está el conflicto? Su hijo de veinticinco años vive con ella, es anticuario y mete «sus porquerías» en el jardín, el garaje y el salón. En su casa, la suciedad y el desorden son costantes. Quiere que su hijo se lleve todo eso, todas sus porquerías, a otro sitio. Un día, la señora X se va de vacaciones y, justo antes de volver, su hijo le dice por teléfono: «No vuelvas enseguida, no he tenido tiempo de limpiar bien» = SHOCK.

- La señorita X tiene trastornos circulatorios en las piernas, los muslos y la cara. De vez en cuando, se le ponen las piernas moradas y tiene problemas en los capilares desde que cursaba tercero en la escuela obligatoria. En dicho curso, estaba convencida de que no le gustaba a nadie, porque estaba más gorda que su amiga. Llevaba una chaqueta que le llegaba hasta la mitad de los muslos. Los chicos se reían de ella = SHOCK. Su vivencia es la desvalorización estética de la piel visible, es decir, las piernas, los muslos (hasta la mitad) y la cara. Necesita eliminar lo superfluo, la grasa, y ésta es precisamente la misión de los capilares.

- El señor X se queja de dolores en la pantorrilla derecha. Su padre está muy enfermo. Tiene ocho hermanos, pero es él quien debe ocuparse de todos los papeles relacionados con el seguro de vida, la herencia, etcétera. Todo eso, la herencia, el dinero… hacen que se vea con el lodo hasta el cuello. Es el único que está al corriente de todo el papeleo, pero se le hace pesado, se desloma por arreglarlo todo, su madre se ve superada por esta situación y todo el mundo se apoya en él. El señor X desarrolla problemas venosos: «Quiero limpiar todo ese lodo».

- La señora X tiene problemas de circulación y pesadez de piernas. Siempre se queja del desorden que su marido y sus hijos provocan en la casa. Éste es su conflicto programático regular. El conflicto tiene sus orígenes en la infancia; su madre trabaja fuera de casa (casa = corazón; venas = retorno al corazón, a la casa). «Estoy sola, quiero que mamá vuelva a casa». (Pantorrilla izquierda).

  Pantorrilla derecha: su marido no es una persona seria y le crea problemas monetarios. «Vamos de mal en peor y es difícil remontar la situación», hacer que la sangre sucia vuelva al corazón, a los pulmones, para que se oxigene.

2

Dermatología

LA PIEL

La piel se compone de tres capas superpuestas. La más superficial es la epidermis, luego viene la dermis (o corion, cuero) y, en la parte más profunda, se encuentra la hipodermis.

Las funciones de la piel son absorber, digerir, traspirar, eliminar y sentir. Se trata, pues, de un órgano completo. Aproximadamente, 1,5 millones de células de la piel mueren cada día y se desprenden para formar el 90 por 100 del polvo.

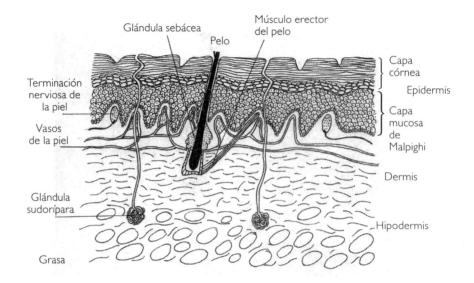

Estructura de la piel.

EPIDERMIS

GENERALIDADES

En el ser humano, el tacto es el sentido más desarrollado. Los conflictos de separación se integran biológicamente a través de la PIEL y, por tanto, desarrollan enfermedades de la piel, de la epidermis. En el caso de los monos, las caricias tienen por objeto calmar las tensiones, evitar conflictos.

SENTIDO BIOLÓGICO

Sentido biológico de la localización en la epidermis de los conflictos de separación.

ESTRUCTURA DE LA PIEL

¿Qué utilidad tiene la ulceración de la piel en relación con los conflictos de separación? **¿Qué aporta la patología a la fisiología**, según la frase consagrada?

➤ EJEMPLOS

- La señorita E. es italiana de corazón, pero se ha integrado muy bien en Francia. Decide marcharse un año a México. Antes de partir, vuelve a Italia y, cuando regresa, lo hace con tales descamaciones en la planta de los pies que se los puede pelar como si se tratara de las capas de una cebolla.

  El conflicto de separación sigue a un contacto que ya no existe. La planta del pie, para ella, simboliza el contacto con sus raíces, su tierra natal de la que se separa con dolor. La epidermis se compone de células muertas. Puede decirse que la epidermis ya no es parte de nosotros, es tejido muerto con el que mantenemos el contacto para PERMITIRNOS COMUNICARNOS con lo vivo. Es la parte de nuestro pasado que afecta al presente.

- El callo del obrero que trabaja con las manos. En sus manos, se forma una capa dura, que permanece allí el tiempo necesario para protegerlas de las raspaduras provocadas por el esfuerzo. Es una protección local, como la dermis. «Y como ya no trabajo, ya no necesito protección, callos, capas, epidermis más espesa; me descamo y el callo desaparece». Ése es precisamente el sentido de la descamación, de las ulceraciones que siguen a un conflicto de separación = la desaparición de ese punto de contacto, recuerdo del lazo entre el pico y yo, la tierra de mis ancestros y yo, las cuerdas de la guitarra y yo. Pero también de la separación de las caricias de mamá, los besos de mi pareja, etcétera.

  Así, el conflicto de separación sigue a un luto, a una etapa no aceptada. Vivir no es obtener satisfacciones, sino aceptar las frustraciones, la pérdida de contacto con el pecho de la madre, el biberón, la casa cuando nos mudamos, la madre cuando nace un hermano, la familia cuando vamos por primera vez al colegio, la muñeca perdida, la moto robada, la pareja que ya no lo es…

Por tanto, si microulcero la epidermis, puedo sentir mejor aquello con lo que me arriesgo a perder el contacto o a ser separado.

ÓRGANO AFECTADO

Epidermis y nervios sensoriales. ¿Por qué zona, por qué células entrará la separación?

➤ EJEMPLOS

- Rodilla: conflicto de sumisión ante una separación, «doblar las rodillas».
- Boca: conflicto del beso, «mi novia ya no volverá».

La localización se hace como en los demás conflictos, según el contenido específico del conflicto.

Por ejemplo: mama izquierda para una separación madre/hijo; mama derecha para una separación sentimental o de un ser querido (para una mujer diestra).

El rostro para una separación del tipo «despedirse en el andén de la estación»; los pies y las piernas si la separación no está del todo definida o se desea ir con la persona, etcétera.

VIVENCIA DEL CONFLICTO BIOLÓGICO

Existen tres grandes tipos de conflicto de separación:

I. **Separación real vivida negativamente.**
   Ruptura de contacto físico. Pérdida de contacto con la madre, los amigos, la familia. En la naturaleza, la pérdida de

contacto con la familia o el grupo puede tener consecuencias fatales, por lo que se trata de un conflicto muy importante.

2. **Miedo a separarse, a quedarse solo.**
3. **Falta de comunicación.**

Los **niños** suelen padecer a menudo un eczema **generalizado en todo el cuerpo** (en reparación), tras un conflicto de separación, puesto que afecta a **lo vital**, a **la globalidad**.

El adulto, en cambio, es más probable que desarrolle una enfermedad localizada en una parte del cuerpo: su vivencia es matizada.

ENFERMEDADES DE LA EPIDERMIS

Eczema

Conflicto biológico: **conflicto de separación simple.** Conflicto de miedo a quedarse solo.
exhuma ex-ama ex-amado

➢ EJEMPLOS

■ Desde hace tres años, la señora X sufre un prurito en la cadera izquierda todos los días entre las cinco de la tarde y las diez de la noche. Se trata de un síntoma de curación de un conflicto de separación de su sofá. Su conflicto es el siguiente: a causa de su trabajo, la señora X tiene que estar todo el día levantándose de su asiento (para atender a los proveedores, a los clientes, etcétera). De este modo, permanece separada de su confortable asiento que, para ella, significa reposo, placer y comodidad.

Cada tarde, a las cuatro y media, va a recoger a su hija al colegio y vuelve a convertirse en una mamá, una mujer tranquila, y se relaja. Entonces se sienta. No quiere sentarse en un taburete, sino en un sofá confortable. Cuando está sentada con las piernas cruzadas, la parte izquierda de su cuerpo toca el sofá, cosa que significa: estoy descansando. Se permite este descanso desde hace tres años.

- La señorita X tiene un eczema en el pliegue del codo y en el hueco poplíteo (detrás de las rodillas) desde los dos años. Es un eczema seco y por la noche aún se seca más. Cuando tenía dos años, su madre volvió a trabajar. Puesto que era profesora en un colegio, cuando volvía a casa ya se le había agotado toda la paciencia. Su hija se sentía incomprendida, sola y malhumorada. Actualmente, la cosa se complica todavía más, ya que la señorita X no se siente respaldada en sus proyectos.

- La señorita X padece eczema en los labios. SHOCK: no pudo hacer la respiración artificial a su padre, que falleció, y tendría que haberlo hecho, pero es que el padre tenía sangre en la boca. El eczema aparece después de haber revivido esta escena.

Esclerodermia

Conflicto de separación dramática, sin solución + conflicto de desvalorización, es decir, que la separación se vive con un sentimiento de desvalorización: «Me siento como un inútil desde que estoy separado de...». «Me siento un inútil por haber hecho que el otro esté solo por mi culpa». «Si nos acabamos separando, es que soy un inútil».

El conflicto de separación dura mucho tiempo. Se produce una ulceración en todo el cuerpo, la desaparición de la epidermis y del tejido conjuntivo que queda literalmente «destruido».

Tras la ulceración de toda la epidermis, sólo queda el corion. Se forma entonces una capa que se extiende por encima de la dermis. Es tejido conjuntivo lo que se forma. Tejido conjuntivo = estructura; puesto que se trata de una necesidad de estructura en la relación.

Teóricamente, la epidermis vuelve a crecer en circunferencia hacia el centro, pero es un proceso muy largo.

En caso de que se solucione el problema por completo, aparecen edema y exantema.

> Ejemplo

■ Un bebé que ha perdido a su gemelo arrastrará un conflicto de separación toda la vida.

Psoriasis

1. **Conflicto de separación doble:** para desarrollar una psoriasis es necesario que se produzcan, por lo menos, dos conflictos de separación, de los cuales uno debe estar en fase activa y el otro en fase de curación (dos acontecimientos diferentes). En este momento, aparecen las placas de psoriasis.

 En resumen: una persona sufre un conflicto de separación, lo soluciona, pero enseguida desarrolla otro conflicto de separación provocado por otro acontecimiento, que queda registrado en la misma zona cerebral y cutánea que el anterior. Conclusión: psíquica, cerebral y físicamente, la persona se halla en presencia de un conflicto de separación en fase de solución y de un conflicto de separación activo.

2. Uno de los dos conflictos de separación tiene la siguiente característica: conflicto de separación de uno mismo, de la identidad propia.

3. A esto se añade el conflicto de contacto obligado.

> Ejemplo

■ Señor X: psoriasis = **separación de sí mismo**

 A los diez años, el último día de colegio, escribió una frase en la pizarra para el profesor de historia: «Felices vacaciones. Le deseo que vuelva a ser niño». Al llegar a clase, el profesor preguntó quién había escrito aquello y él, sin malicia, respondió: «Yo». El profesor lo mandó al despacho del director, quien lo expulsó de la escuela durante un año. Hasta ese momento, todo había ido bien: la familia, los estudios, el comportamiento… Al año siguiente, tuvo que desplazarse bastante lejos para asistir a un internado, con niños «problemáticos». Allí se vio obligado a luchar para sobrevivir, lejos de la familia, a la que adora, y de la madre, a quien sólo veía el fin de semana, cuando no estaba «castigado». En realidad, siempre estaba castigado injustamente (el director lo castigó cuando ingresaron a su madre en el hospital y reclamaron su presencia, etcétera).

Así pues, se ha sentido siempre separado de su familia, de su madre, de sus amigos, de su identidad, de sus principios. Sufrió enuresis hasta que, después de un tiempo, pudo disponer de una habitación individual.

Con el paso del tiempo, ha mantenido numerosas relaciones amorosas; busca el contacto, pero siempre se siente separado de alguien. Se ha casado dos veces y ha tenido hijos con las dos esposas, cosa que perpetúa el hecho de que siempre esté separado de alguien, de un niño, por ejemplo. Es actor de teatro y se esconde tras la máscara por miedo a que la gente lo juzgue mal por sus tonterías. Durante su infancia, los profesores fueron siempre demasiado severos.

Continuamente hace trampas para protegerse de los demás, para poner una pared entre su identidad y los demás.

Herpes

Bucal: la persona no tiene cubierta la cuota de besos.

Por lo general, el herpes se ubica alrededor de la boca o de los órganos sexuales, en el límite entre la piel y la mucosa, es decir, entre el interior y el exterior. Por tanto, en el caso del herpes, hay un problema de epidermis, de mucosa y de nervio.

La falta de **contacto** concierne a la epidermis. Esta privación puede ser de orden parental o marital. La mucosa significa **intimidad**. Los nervios traducen el conflicto de **proyecto**.

➤ Ejemplos

▪ «Estoy esperando un beso en el andén de la estación, pero el tren no llega nunca».

58

El herpes aparece en fase de curación; durante la fase de conflicto se ha engendrado y madurado.

- La señorita X ha perdido a su abuelo. Al morir el abuelo, se programa el conflicto de herpes. «Me hubiera gustado darle un beso».

Verrugas epidermoides

Conflicto de separación puntual.

➢ EJEMPLO

- El señor X tiene varias verrugas en el cuello, que le salieron durante el año 1994. En 1992, se produjo el SHOCK: confió un collar de oro rosa oriental, que le habían regalado al cumplir los veinte años, a su hermano. Su cuñada lo vendió sin decirle nada para conseguir un poco de dinero. Se produce, pues, una separación traumática del collar. En 1994, llega la solución: su madre le da su collar de bautizo. Pasado un tiempo, cuando soluciona su problema con la posesión de otro collar, aparecen en su cuello verrugas epidermoides.

Prurito

Alejamiento del placer. Ausencia de contacto con las emociones. Crisis épica de un conflicto de separación. Problema de bilirrubina en la sangre: conflicto de separación con rencor, injusticia.

Urticaria

Conflicto central de separación + ataque contra la integridad: «Me alejan…». Al conflicto de separación se une a menudo el deseo de ser separado.

Reparo un conflicto de separación con repugnancia, con rechazo.

«Noto la separación, estoy decepcionado. Me siento rechazado, repudiado».

➢ EJEMPLO

■ Ella se siente desposeída del placer de la relación con su pareja, aunque es ella misma la que rechaza esta relación porque le trae muchos problemas. Cuando cede, el escozor desaparece.

Eczema del conducto auditivo externo

➢ EJEMPLO

■ La señorita X se queja de una irritación en las orejas. A los dieciocho años, tuvo un SHOCK; se separó de la voz de su madre y de su abuela. Al tomar conciencia de ello en nuestra sesión, nota un alivio inmediato y desaparece la molestia del oído izquierdo.

Úlcera varicosa

La vena se ensancha, sobresale.

Afecta a las personas que se sienten mancilladas + conflicto de separación + conflicto de desvalorización.

Carcinoma de los labios

➢ EJEMPLO

■ El señor X no tiene confianza en sí mismo. «La vida es dura», siempre teme lo peor. Le da pánico descubrirse ante los demás. No se permite cometer errores. Teme equivocarse al hablar. Teme que le juzguen. Se siente mal al ser juzgado por lo que dice. Esconde una parte de sí mismo: «Si hablo de mis deseos, me arriesgo a que me juzguen mal. Lo que tengo que decir no tiene ninguna importancia». A los catorce años, su hermano organiza una reunión de amigos, donde todo el mundo es tres años mayor que él. Se siente cohibido. A los veintiséis años, está enamorado de su prima y tienen que hacer un viaje juntos. En el último momento, ella cambia de opinión y le deja plantado. Es una gran decepción. Para él, darle un beso es muy importante, pero ella le evita. A los veintiocho años, le sale un grano en el labio. A los cuarenta y tres, tiene que hablar en público en la radio = SHOCK. Aparición de un grano costroso, tumor.

Lengua geográfica

Conflicto de separación con la palabra deseada e imposible de expresar + conflicto de contacto impuesto con una palabra que no se desea pronunciar.

Metáfora: el loro en cautividad no puede explicar la apasionante vida que llevó en el trópico; sólo puede repetir estupideces.

➢ EJEMPLO

- Para ganarse la vida, un actor místico interpreta un papel que le separa de los principios en los que cree; se dedica a la publicidad para ganarse el pan. Repite frases estúpidas y francamente alejadas de los mantras que él repetiría.

Labios agrietados

➢ EJEMPLO

- Hace cuatro años que el señor X tiene los labios hipersensibles. Se los muerde continuamente, se pone crema de cacao para hidratarlos, siempre tiene costras y, después de sufrir alguna contrariedad, todavía le salen más. Todo empezó durante unas vacaciones que pasó esquiando: «Esto es del frío, ¿verdad?». Pero no. El año anterior también había ido a esquiar y no le había pasado nada en los labios. «Es porque estoy contrariado», dice entonces. Pero es demasiado impreciso y le pido que me ponga ejemplos y me diga qué tienen en común, dónde está la sutileza que hace que la contrariedad le afecte a los labios y no a las orejas, por ejemplo. Me responde: «Cuando digo algo, no se me escucha». Es demasiado autoritario. Le dice a su madre: «Quiero que nos vayamos a África el 10 de septiembre». Y su madre le responde: «No, nos iremos el 15».

He ahí la contrariedad. «No se escucha lo que yo digo. No me hacen caso. **¿Para qué voy a hablar? ¿Para qué voy a esforzarme por despegar los labios?**». Por lo tanto, ulcera los tejidos conjuntivos.

Leucoplasia (pequeña placa blanca)

El señor X padece leucoplasia interna en la mejilla, es decir, una pequeña placa blanca que se va haciendo más gruesa y que es dolorosa. En el trabajo, tiene un conflicto con su jefa. Está preparando un informe que sabe que será rechazado sin ni siquiera haberlo leído. Sentimiento: rabia, injusticia.

Lo que cuenta para él: rigor, honestidad, verdad, lealtad, equidad, buen ambiente, comprensión. Quiere saber qué hay en la boca del otro, es vital, no quiere que le corten ni que el otro deje de decir lo que quiere decir.

Este conflicto se acentúa tras la reestructuración profesional. Es introvertido y no quiere hablar de sus problemas, los minimiza.

Niño: siempre quiere que le digan la verdad, es algo vital. «Percibo que hay un secreto familiar». De hecho, su padre mantiene aventuras extramatrimoniales y tiene otro hijo. Él, su propio hijo, lo ignora y lo sabe al mismo tiempo, todo ello en un plano inconsciente. Trabaja en el mundo de las telecomunicaciones, más concretamente es el responsable de la comunicación.

LOCALIZACIÓN CEREBRAL

En el córtex somatosensitivo.

DERMIS

Conflicto de deshonra, de mancha, de ataque contra la integridad, de desgarramiento.

1. Conflicto de deshonra
   La traducción biológica de la vivencia de la deshonra es la piel, ya que una de sus misiones es protegernos. En caso de desvalorización y deshonra, puede aparecer un melanoma o pecas.
2. Conflicto de desgarramiento. **Pérdida de la integridad física** (tras una amputación, por ejemplo).

OBSERVACIÓN SOBRE EL DESGARRAMIENTO

Cuando se casó con su esposa, se dijo: «Me uno a mi mujer para formar una pareja que funcione como algo único y unido». Para él, el divorcio es un desgarramiento de la pareja, como un vaso que cae al suelo y se rompe en dos. Es la disolución de la pareja. Simbólicamente, el hecho se integra como un desgarramiento, una disociación, una pérdida de la integridad física.

Se trata de un antiguo conflicto de miedo a ser «devorado» y «atacado por las fieras». Es el miedo a que un león me arranque el brazo y, para salvar la vida, tenga que tirar. Más vale renunciar al brazo y que no se me coma entero. La agresión se lleva una parte de mí. Debo costruirme un caparazón para protegerme. Por tanto, tengo que hacer que mi superficie cambie para que sea más dura y evite el desgarramiento. En esta fase, interviene la piel cerebelosa, la piel antigua, las células de Malpighi.

Al principio, el hombre estaba moreno, tenía células de melanina por todo el cuerpo. Ahora, es como si toda la melanina se concentrara en pequeñas gotas dispersas. Las zonas de localización en el cerebelo son muy importantes, enormes, aunque los puntos sean tan pequeños.

➤ EJEMPLOS

- Un niño al que le olían los pies experimenta un SHOCK al verse obligado a descalzarse ante sus compañeros de campamento. En pocas semanas, le salen una decena de **verrugas** en las plantas de los pies. Encuentra la solución cuando su madre, que capta el problema, hace que se cambie los calcetines tres veces al día. Al mes siguiente, todas las verrugas han desaparecido.
- Raimunda, una secretaria ministerial, encuentra faltas de ortografía en un documento médico importante que se presentará ante la Asamblea Nacional. Desarrolla un **orzuelo** en el párpado.

ENFERMEDADES DE LA DERMIS

Vitíligo dermis / epidermis

Vivencia del conflicto biológico

Conflicto con vivencia de separación y malestar a la vez.

- ✓ Conflicto desagradable o brusco de separación de un ser amado o admirado. «Hay que lavar lo que se ha manchado. Hay que tener las manos limpias». Funciona a la inversa que el melanoma, que es un escudo para protegerse de una agresión. En este caso, en lugar de protegerse de la mancha, hay que lavarla.
- ✓ El individuo quiere ser abrazado y no puede serlo.
- ✓ Miedo al avance de la suciedad. Úlcera epitelial sobre el reverso de la piel, donde se encuentra la capa de melanocitos, lo cual provoca la aparición de las manchas blancas. Los melanóforos se hallan en la epidermis y el corion.

- En 1980, la señora X se casa, sus suegros la echan de casa (también a su marido) y dicen al hijo: «Tú eliges, o ella o nosotros». He aquí su conflicto de separación. Además, los padres añaden comentarios negativos e insultos contra ella: «puta», etcétera. Acto seguido, la señora X comprueba la aparición de un vitíligo en manos, axilas, nalgas y muslos. Quiere que su familia política la aprecie tal como es, que tenga una buena imagen de ella, porque para ella es su nueva familia.

- La señora X padece vitíligo y dice: «Para mi madre, no existo, soy trasparente». El padre es injusto, siempre la acusa de todo y defiende a la otra hija. La señora X se siente separada y molesta con su padre.

  Padre = verdad = luz.

  Ella tiene toda la piel blanca y los faros de los coches la deslumbran fácilmente. Quiere que penetre en su interior la mayor cantidad de luz posible.

Verrugas

Conflicto de mancha con pesadumbre.

Conflicto de ligera desvalorización en relación con el otro. Autocrítica: «Lo he hecho peor que mis compañeros».

«He hecho algo malo». Ejemplo: «He robado naranjas y me han visto».

Nota: la aparición de las verrugas irá en función:

✓ **de la simbología del lugar.**

> EJEMPLO

- pies = raíces. Ejemplo: una niña está apenada por tener un abuelo desagradable. La niña se avergüenza. Por eso, le saldrán verrugas en los pies.
  - izquierdo: femenino
  - derecho: masculino

- dorso = pasado
- planta = futuro
- flanco = presente
- cara = imagen propia

✓ **del momento del shock.**

> EJEMPLOS

- pie: el señor X tiene un perro que hace sus necesidades en el jardín y él siempre las pisa. De hecho, tiene verrugas en el pie.
- pubis: la señora X, profesora, se baña en la piscina con minusválidos, pero se da cuenta de que se hacen sus necesidades en el agua.

> EJEMPLOS

- *Verrugas en niños*

  La mayor parte de las veces, las verrugas en las manos de los niños se sitúan en el dorso, mientras que las de los pies, en la planta. Estas verrugas no siguen una lógica anatómica, puesto que hay niños que las tienen en el dorso de la mano cuando deberían tenerlas en el dorso de los pies. Las verrugas siguen una lógica conflictiva.

- *Verrugas en las manos*

  > EJEMPLO

  - **Conflicto con la escritura.** Suelen presentarse sobre los seis-siete años, durante el período escolar en el que se aprende a leer y escribir. El reto es: «Hay que escribir bien». Algunos padres, durante las vacaciones escolares, quieren enseñar a sus hijos lo que deberán aprender en el curso siguiente, de modo que esos niños habrán aprendido a escribir antes que los demás. Como es debido, el profesor felicitará a los que ya saben mientras que los demás, los que avanzan a ritmo normal (tras unas vacaciones como Dios manda) no recibirán puntos positivos y podrían estresarse. Al salir de la escuela, los únicos que recibirán más felicitaciones serán los que tengan puntos positivos.

Los niños no tienen una percepción global de quiénes son. Es como si no estuvieran moldeados del todo.

La mano del niño no lo hace tan bien como la del profesor o la de sus compañeros y, por tanto, desarrolla un conflicto con su mano, porque interpreta que es ésta la que escribe y no él (el niño quiere hacer buena letra, pero por una cuestión mecánica su mano no lo consigue). El conflicto abierto con la mano se traslada a lo que ve de ella, la piel del dorso de la mano.

El niño se confunde porque no tiene noción de la complejidad de su mano, no es consciente de la existencia de otras partes que no sean la superficie cutánea que él ve.

Importancia del conflicto:
- Si el niño es bueno, no desarrolla verrugas.
- Si el conflicto es fuerte, funcionará como elemento programador y desencadenante.
- Si el conflicto es breve pero intenso, servirá de programador. Más tarde, si se produce una situación estresante que le recuerda el conflicto escolar, se convertirá en desencadenante.

■ **Verrugas en el pubis**

Una mujer abandonada por su marido duerme con su hija. Un día experimenta una atracción sexual muy fuerte por ella, cosa que perturba enormemente a la mujer y a la niña.

La madre desarrolla una verruga púbica, puesto que se siente mancillada por el pensamiento infame de tocar a la criatura.

Nevos, lunares

Conflicto de mancha.

Zona (dermis / epidermis / nervios sensoriales)

Vivencia del conflicto biológico

Afecta al corion cutáneo, la epidermis y los nervios sensoriales. Se trata de un conflicto de separación solo o acompañado por un conflicto de mancha.

Si además va acompañado de una noción de contacto no deseado, aparecen dolores.

Zona del rostro

El señor X visita a su hermana. Nada más entrar, ella le insulta. Tal como confesó después, la impresión del hombre fue «me acaba de vaciar un cubo de mierda en la cabeza».

Lupus eritematoso

Vivencia del conflicto biológico

Huesos, riñones, dermis.

Conflicto de desvalorización de la parte del cuerpo afectada + conflicto de mancha + a menudo conflicto relacionado con los riñones (conflicto con los líquidos).

«He babeado toda la vida», es una frase clave empleada por la gente que asocia ese efecto inherente a ese síntoma.

Estos dos o tres conflictos no están siempre activos a la vez.

(La mancha se adapta a la forma de los senos paranasales, por lo tanto, ¿no habrá una vivencia de mal olor como telón de fondo?).

LOCALIZACIÓN CEREBRAL

Mesodermo antiguo.

Córtex del cerebelo, región posterior.

HIPODERMIS: RESERVAS DE GRASA, SOBREPESO, RETENCIÓN DE LÍQUIDOS, LIPOMA

La hipodermis está formada por tejido conjuntivo.

VIVENCIA DEL CONFLICTO BIOLÓGICO

Conflicto de desvalorización del propio individuo en relación con una parte del cuerpo considerada antiestética.

Conflicto de desvalorización estética, periférica, en el que el individuo se queja de su silueta.

Este conflicto de silueta forma parte de los **conflictos bloqueadores**, puesto que, cuando el paciente se ve en el espejo, desde el punto de vista de los demás, en un vídeo, en una foto, etc., se identifica como una persona gorda, independientemente de su peso (en la balanza). Así, el individuo entra en un estado de estrés máximo, en simpaticotonía, que le impide equilibrarse en vagotonía, en curación, en relajación, en fase 3.

Retención de **líquido:** se refiere a conflictos del riñón (líquidos o pérdidas).

Almacenamiento general de **grasas:** conflicto de abandono psíquico.

Trasformación de los azúcares en grasas: «Necesito amor, pero no me fío de nadie y sólo cuento conmigo mismo».

CARTUCHERAS: querer proteger la propia feminidad, como mamá.

GRASA EN EL VIENTRE: «Quiero proteger a mi hijo que sigo viendo como si aún estuviera en mi vientre. Si sale, estará en peligro».

SOBREPESO EN LOS HOMBROS, EN LA MITAD SUPERIOR DEL CUERPO: «Debo estar fuerte para llevar al otro», como papá.

LIPOMA: desvalorización estética local y sobreprotección.

➤ EJEMPLOS

- A la señorita X, su padre le dice: «No tienes las piernas bonitas. La parte superior de los muslos se toca». La chica desarrollará un lipoma en la parte superior del muslo derecho.

- Un joven de dieciocho años se ve demasiado delgado y padece un SHOCK cada vez que lo mira una chica. Piensa: «Debe estar pensando que parezco un espárrago». Tras los innumerables impactos recibidos, a los veinte años le aparecen lipomas por todo el cuerpo. En una semana, una vez comprendido el conflicto, éstos desaparecen.

LOCALIZACIÓN CEREBRAL

Médula cerebral.

DIVERSOS

ACNÉ: DERMIS E HIPODERMIS

Vivencia del conflicto biológico

- ✓ Se trata de un conflicto de **mancha y desvalorización estética.** Ataque contra el rostro = ataque contra mi imagen, mi identidad. Puede explorarse también la vivencia siguiente:
- ✓ El acné afecta muy a menudo al **rostro**, con lo que el sentido puede ser: «Se tiene que **ver**, tiene que saltar a la vista». El acné también suele estar relacionado con la pubertad, con la impregnación **hormonal** (andrógenos), con lo que puede llevar implícito un mensaje **sexual**: «Demuestro que tengo hormonas, que puedo tener relaciones sexuales».
- ✓ **Acné rosácea:** «Debo eliminar (de mi imagen, si se trata de la cara) todo aquello que sea peligroso para mí (como la feminidad)».

■ La señorita X tiene veintiún años y es muy femenina. A los diez años y nueve meses, empezó sexto curso y pagó su novatada en un autobús. No conocía a nadie y se sintió atacada: «Todos se ríen de mi ropa pasada de moda, dicen que me visto con las bolsas de las tiendas». No se siente integrada y está triste. A los once años y un mes, le aparece acné en la frente y en el mentón. A los once años y tres meses, tiene su primera menstruación. En cuarto, un niño le dijo: «Eres un bicho raro». Desde sexto hasta el último curso, sólo ha tenido una amiga. El conflicto es evidente, pero dura hasta la actualidad. Sin embargo, todo aquello ha pasado.

En la consulta llego a comprenderlo todo cuando me dice: **«Me salen granos al final del ciclo».** Los granos inflamatorios son signo de reparación, curación, conflicto solucionado. Así, cuando se impregna de progesterona, entra en la fase de solución. Sus creencias son: lo femenino = vulnerable, hembra reproductora, psíquicamente inferior (a los cuatro años, su madre, enferma por depresión, fue ingresada en un psiquiátrico). Lo masculino = decide, tiene éxito; al evocarlo, se siente psíquicamente más estable y más segura de ella misma (idolatra a su padre, con quien vive). Al principio del ciclo, está impregnada de hormonas femeninas, lo vive como un conflicto de desvalorización y de mancha.

Unos días después de la regla, entra en FASE de CURACIÓN: cinco días de granos en todo el cuerpo + prurito, seguidos de un día y medio de anorexia (asco por la comida); se trata de la crisis épica del largo conflicto vivido con su madre.

IMPÉTIGO

Ataque contra la integridad con sensación de separación: «No está bien hacerme eso».

PITIRIASIS VERSICOLOR

Conflicto de ataque contra la integridad (hiperpigmentación) + conflicto de separación en fase de curación.

RUBOR

Ataque contra la integridad.
   Pudor infantil.

➢ EJEMPLO

- Una niña de catorce años se ruboriza muy fácilmente. Es emotiva, no lo sabe controlar y, enseguida, quiere esconder los colores de su rostro. La gente se **burla** de ella y ella, a su vez, no quiere que la gente la vea ruborizada, quiere dar buena imagen, ser amada y no decepcionar al prójimo.

PUSILANIMIDAD

Separación central.
   Falta de calor humano.

➢ EJEMPLOS

- Ausencia del padre en el hogar.
- Manos frías: «Cuando tenía tres años, no pude tocar a mi abuela fallecida».
- Pies siempre fríos: una niña fue criada por su abuela en el extranjero hasta que tuvo diez años. A esa edad, su madre se la llevó a Francia. La niña estaba lejos de su abuela y vivía la experiencia muy mal. Siempre tenía los pies fríos.
- Piernas frías: «Estoy en la oficina y no hay calor humano entre los compañeros. Me siento solo».

- Extremidades frías: de pequeña, la separaban de su madre para llevarla a la guardería. Más tarde, al sentirse separada de sus padres, siente angustia y tiene los pies fríos y doloridos. Cuando siente que no tiene amigos y que está sola, tiene las manos frías.

TRASPIRACIÓN

«No quiero que nadie me atrape» en un clima de miedo, como el de la carpa fuera del agua. Cuando el individuo se siente atrapado. Cuando no puede contar con su madre. Manos húmedas: conflicto líquido + conflicto de separación. Hiperhidrosis en la palma de las manos o la planta de los pies. «Me siento como si tuviera que escapar de una trampa, como una carpa que produce una viscosidad resbaladiza».

«Tengo miedo de que mamá me toque; si me toca, será para hacerme daño».

«Hay que correr, *pies para que os quiero,* porque eso avanza demasiado rápido».

➤ EJEMPLOS

- La señora X traspira mucho cuando se siente atrapada: conflicto de la trucha que segrega una sustancia viscosa para que no la atrapen.
- La señora Y se siente amenazada cuando exterioriza sus emociones, ya sean agradables o desagradables, y traspira inmediatamente por las manos y las axilas. Para ella, explicarse = ser juzgada por los demás, que ven lo que no existe, que se inventan cosas, porque «soy como una olla a presión».
- A la señora Z le traspiran los extremos de los miembros desde pequeña. Su madre, sorprendida por las contracciones del parto, se marcha precipitadamente hacia el hospital, pero rompe aguas y da a luz en el ascensor del centro.

PELO

VIVENCIA DEL CONFLICTO BIOLÓGICO

Conflicto de separación con incomprensión.

PELO: imagen de uno mismo. «No quiero ser yo mismo».

CAÍDA DEL CABELLO: conflicto de separación (del clan) + injusticia y desvalorización vividas intelectualmente.

➢ EJEMPLO

■ A un chico se le cae el pelo, tiene caspa y le pica la cabeza después de romper con su compañera. Ella solía peinarlo y le tocaba el pelo. La caída del cabello va menguando cuando se va calmando el conflicto de separación.

ALOPECIA

Se trata de la caída del cabello, por zonas.

Conflicto de conjunción: conflicto de separación + desvalorización + pérdida de protección. «Hay alguien o algo que me **horroriza**».

La pérdida de protección tiene relación con la afectación de la integridad por el frío. De hecho, cuando tienen frío o miedo, los animales ahuecan las plumas o erizan el pelo, es lo que conocemos como la famosa piel de gallina.

PELADERA

Igual que la alopecia + idea de mancha.

Psoriasis en el cráneo

➢ Ejemplo

- Un adolescente está muy unido a su tía porque ella ha sido quien lo ha criado. La tía genera conflictos familiares contra él y contra sus padres. Les lleva ante la justicia. El joven se siente traicionado y acusa, además, la separación producida en el seno de la familia. Se le manifiesta psoriasis en el cráneo.

Eczema bajo el pelo

➢ Ejemplo

- Hay que hacerse ver, pero ser discreto. «Quiero que vean el trabajo que hago, que lo reconozcan, pero no soporto llamar la atención». Su padre es extrovertido y su madre introvertida.

3

Gastroenterología

El aparato digestivo está formado por el conjunto de órganos que aseguran la trasformación de las sustancias aportadas por los alimentos, con el fin de permitir su asimilación por las células del organismo.

Se compone de una serie de órganos huecos cuyo conjunto forma el tubo digestivo:

boca ▪ esófago ▪ estómago ▪ duodeno
intestino delgado ▪ apéndice ▪ ciego ▪ colon
sigmoide ▪ recto ▪ ano.

Y de órganos macizos, anexos al tubo digestivo:

glándulas salivales ▪ gástricas ▪ intestinales
hígado ▪ páncreas.

Estos órganos están unidos al tubo digestivo por medio de conductos: canales de las glándulas salivales, vías biliares, conductos intra y extrapancreáticos. La parte abdominal del aparato digestivo está recubierta por el peritoneo.

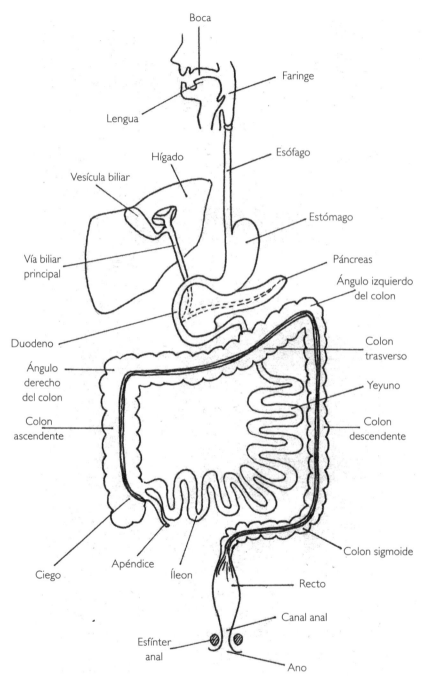

Boca

Faringe

Lengua

Hígado

Esófago

Vesícula biliar

Estómago

Vía biliar
principal

Páncreas

Ángulo izquierdo
del colon

Duodeno

Colon
trasverso

Ángulo
derecho
del colon

Yeyuno

Colon
ascendente

Colon
descendente

Colon sigmoide

Ciego

Apéndice

Íleon

Recto

Canal anal

Esfínter
anal

Ano

Esquema del aparato digestivo.

BOCA: SUBMUCOSA

ÓRGANO AFECTADO

Submucosa de la boca (capa profunda), e igualmente la submucosa de todo el tracto digestivo. Las aftas bajo la mucosa pueden ir de la boca al sigmoide.

VIVENCIA DEL CONFLICTO BIOLÓGICO

1. No poder **atrapar** el pedazo.

   ➤ EJEMPLO

   ▪ Conflicto de no poder alimentarse aun cuando el individuo quiere hacerlo.

2. No poder **expresarse.**

   ➤ EJEMPLOS

   ▪ Conflicto de escuchar un insulto y no poder responder.
   ▪ Querer deshacerse de un tumor molesto.
   ▪ Las palabras inexpresadas, los deseos inexpresados, ulceran la boca.
   ▪ No querer responder a un comentario molesto sin importancia puede vivirse como una indigestión.
   ▪ Pequeños conflictos de «mancha».

➤ EJEMPLO

▪ El señor X tiene un tumor mucoso en el *cavum*.
   Shock desencadenante: «Mi mujer se ha marchado sin decirme por qué. Me hubiera gustado escuchar las palabras que no han salido de su boca, que no ha dicho». Se siente en conflicto y no puede hablarlo con nadie.

Shock programador: tres años antes, se enamoró de una vecina treinta años menor que él. Como ella recibía proposiciones de hombres de su edad, el señor X se ponía celoso. La quería poseer, quería atrapar aquel pedazo, aquel «bombón», pero, al razonarlo, se dio cuenta de que era un completo idiota, que sería mucho mejor no tener relaciones sexuales con ella. Recuerda que, en aquella época, cada vez que un joven se acercaba a la puerta de la vecina, él notaba una sensación extraña en la boca. Un año después, la muchacha se quedó embarazada. Al alegrarse por ella, el señor X empezó su proceso de curación progresiva.

LOCALIZACIÓN CEREBRAL

Endodermo.
Tronco cerebral, zona derecha.

GLÁNDULAS SALIVALES

ÓRGANO AFECTADO

La parte acinosa de las glándulas salivales submaxilares, parótidas y sublinguales.

VIVENCIA DEL CONFLICTO BIOLÓGICO

El conflicto del hámster

La glándula parótida: conflicto del hámster que almacena impulsivamente el alimento para asimilarlo después con toda tranquilidad. Se trata también del conflicto del coleccionista que no puede dejar de coleccionar algo, porque a alguien de su familia le faltó aquello. Ejemplo: «Colecciono sellos porque, durante la guerra, mi abuela esperó siempre una carta de su marido, que éste jamás pudo enviar porque no tenía sellos».

Miedo a no poder alimentarse. Necesita comer a toda costa, pero no puede atrapar el pedazo (casi siempre, comida), conflicto de no poder **incorporarlo.** Miedo a la inanición. Miedo a no ser capaz de encontrar alimento, a quedar totalmente «desprovisto» de alimento.

La glándula parótida: es un poco más vital y un poco menos seguro (conseguir el pedazo) que en el caso de la glándula submaxilar.

> EJEMPLOS

- Un hombre soltero vive con su madre, que le prepara siempre la comida. La madre debe ingresar en el hospital. Al saberlo, el hijo tiene un SHOCK, teme no volver a comer a gusto, porque no sabe valerse en la cocina y no tiene dinero para comer fuera de casa.
- El señor X tiene un tumor en la parótida izquierda: «Me quitan el pan de la boca».

LOCALIZACIÓN CEREBRAL

Endodermo.
Tronco cerebral, zona derecha, dorsal.

GLÁNDULAS SALIVALES: CANALES

ÓRGANO AFECTADO

Conductos excretores de las glándulas sublinguales y parótidas.

VIVENCIA DEL CONFLICTO BIOLÓGICO

Conflicto de **no tener derecho a** comer, almacenar, incorporar.

Cálculo: «No quiero que el otro sienta **rabia** hacia mí, o que me subyugue».

La glándula submaxilar tiene la misma tonalidad que la parótida, pero es ligeramente menos intensa.

➤ Ejemplos

- Una persona que se somete a diálisis y no puede beber ha desarrollado un tumor en la parótida.
- Un hombre obligado a incorporarse al servicio militar no puede responder nunca a las groserías del sargento y desarrolla aftas.
- Cálculo de la glándula salival.

   Conflicto del hámster: quiero almacenar para después incorporar.

   La señorita X es zurda, empieza un trabajo nuevo en mayo de 1997 para lo que debe trasladarse a Lyon. No le gustan las grandes ciudades y no deja de repetirse: «Tengo que **asimilar** el nombre de las calles y cómo debo moverme por esta ciudad, pero me parece que seré incapaz de hacerlo, no quiero hacerlo, no me gusta esta ciudad». En el verano de 1997, inicia una **colección** de cucharillas con el escudo de diferentes pueblos y ciudades y, en junio de 1999, desarrolla un cálculo en las glándulas salivales submaxilares. A principios de 1999, tiene problemas de relación con su jefa y mantiene este diálogo con su terapeuta:

   —No quiero que me utilice, que se sirva de mí, para fines a los que yo no quiero contribuir. No estamos de acuerdo en la forma de ver las cosas. Me mantengo firme y entonces chocamos. Yo sólo hago lo que dice en mi contrato.

   —No atrapas el pedazo; la glándula salival derecha es la que atrapa, pero no quieres atrapar, no quieres integrar el pedazo. Es eso, ¿verdad?

   —Seguimos hablando de ello, además, aparece un frío muy intenso.

   —¿Te hace daño ese frío?

   —Sí, sí.

—¿Tienes fiebre de vez en cuando?

—Siempre tengo mucho calor, tanto en verano como en invierno. Siempre voy en manga corta.

—¿Tienes sofocos? Es que entre vosotras hay un frío inmenso y tú tratas de crear calor. ¿Eres zurda o diestra?

—Zurda.

—Entonces, para el lado derecho, hay que invertir: «Quiero que esto salga o no lo quiero coger». ¿Después de haber desarrollado los cálculos en la glándula submaxilar, has seguido dedicando tiempo a tu colección?

—Sí, pero menos. Me olvido. Lo hago de vez en cuando pero antes era algo sistemático.

—De alguna manera, es como tu forma de moverte por el mundo, te comportas como una glándula salival para la que coleccionar es perder. Si no quieres perder el pedazo, descodificas la glándula salival derecha (si eres zurda) o la izquierda (si eres diestra). El cálculo... ¿Te consideras como un pedazo que ella quiere atrapar?

—Me siento utilizada. Me utiliza para fines que no van conmigo. Es una manipuladora.

¡No quiero que el otro se apropie de mí! He aquí la vivencia, en la persona zurda, de los cálculos en la glándula salival derecha.

LOCALIZACIÓN CEREBRAL

Ectodermo.
Córtex frontal.

ESÓFAGO: PARTE INTERIOR

ÓRGANO AFECTADO

Submucosa del esófago, el tercio inferior.

Vivencia del conflicto biológico

Conflicto de no poder ingerir lo que hay en el plato, «llenar antes el ojo que el estómago».

Miedo y contrariedad ante la comida, cuando el individuo no llega a ingerir el alimento pero teme que alguien se lo «quite».

¡No se puede desperdiciar nada! No se puede tirar nada, ni las migajas de pan que caen sobre la mesa, hay que aprovecharlo todo, ingerirlo. «No puedo **aprovechar** el pedazo ingerido», ejemplo: herencia.

Motricidad del esófago

Quiero **pero** no quiero ingerir el pedazo.

➤ Ejemplo

- El padre del señor X padece un cáncer. La imagen que percibe es la de las enfermeras que tratan de ponerle una sonda gástrica pero no lo consiguen. Es un SHOCK, él quisiera hacer deslizar el tubo que no pasa. Lo que siente: «Desearía que mi padre atrapara el pedazo de tubo». Al final, desarrolla un tumor en el esófago.

Localización cerebral

Endodermo.
En el tronco cerebral, a la derecha.

ESÓFAGO: PARTE SUPERIOR

Órgano afectado

Mucosa del esófago: los dos tercios superiores.

VIVENCIA DEL CONFLICTO BIOLÓGICO

Conflicto de no querer ingerir el pedazo cuando se está obligado a ello.

Conflicto de no querer incorporarse algo (también en sentido figurado).

Conflicto de no querer o no poder hacer avanzar el pedazo que se ha incorporado.

Conflicto de deglución, sensación de que algo se ha quedado trabado en el cuello. «¡Estoy harto!».

➤ EJEMPLO

- El señor X siente unas molestias a la altura del esófago. Dice: «No tengo más remedio que tragarme algo (una conversación incómoda, etcétera), cuando quisiera estar en otro lugar manteniendo conversaciones más amenas. Por eso, no quiero meterme, me niego a tragarme el contenido, quiero quitármelo de encima, lo rechazo desde el principio para permitir que llegue otra cosa. No quiero ocupar mi estómago con necedades, con platos sin interés».

LOCALIZACIÓN CEREBRAL

Ectodermo.

Córtex frontoparietal, a la izquierda (femenino); a la derecha (masculino).

ESTÓMAGO: CURVATURA MAYOR

VIVENCIA DEL CONFLICTO BIOLÓGICO

Conflicto de carencia y conflicto de indigestión a la vez. Se me ha quedado en el estómago.

Conflicto de no poder digerir el pedazo.

Conflicto de la «manduca» en el seno familiar, dificultades, irritaciones, miedo arcaico a morir de inanición. «No puedo digerir el pedazo y se queda ahí». «**No tengo lo que quiero; tengo lo que no quiero**»: **carencia + indigestión.**

El sentido biológico del aparato DIGESTIVO es la aceptación, «comerse el mundo exterior».

Sentido biológico

Tras el SHOCK, el organismo genera células de adenoma o de adenocarcinoma muy especializadas en el proceso de producción del ácido gástrico. La finalidad es descomponer el alimento para que pueda ser digerido, ya que el hecho de poder digerir o no un pedazo representa la vida o la muerte POR INANICIÓN.

Hernia de hiato

Se trata de personas que cierran menos el cardias: «Quiero recibir, siempre dejo la puerta abierta, estoy esperando ternura, estoy vacío» (ávido) – David. «Nunca tengo suficiente».

➢ Ejemplos

■ Un jubilado, que siempre ha estado psicológicamente muy equilibrado, viaja a Córcega tras la muerte de su madre, convencido de que podrá recuperar la casa familiar. Sin embargo, una vez allí, las primas se oponen y él no puede hacer nada, pues la ley de Córcega permite la indivisibilidad de una parcela. Está dispuesto a cederles los terrenos si ellas le dejan la casa familiar, pero se niegan. Se produce un SHOCK de doble vertiente: no tiene la casa y no puede digerir la actitud de sus primas.

- En el verano de 1995, el señor X esperaba recibir su diploma de técnico en Programación Neurolingüística. El sábado por la tarde, su instructora le dice: «Te podrás ir con tu diploma mañana a mediodía; está bien». El domingo por la mañana le comenta: «Lo siento, pero tienes que volver mañana; no te puedo dar tu certificado» = SHOCK. El domingo al mediodía el señor X no come nada. A las cuatro de la tarde, comprende el conflicto y, de repente, se le abre el apetito: conflicto ante la falta del diploma + actitud juzgada, vivencia del conflicto en forma de indigestión.

LOCALIZACIÓN CEREBRAL

Endodermo.
En el tronco cerebral, zona derecha.

ESTÓMAGO: CURVATURA MENOR / BULBO DUODENAL / PÍLORO

VIVENCIA DEL CONFLICTO BIOLÓGICO

Conflicto relativo a dos personas o dos situaciones que deben abordarse obligatoriamente.

Contrariedad en el territorio (sin rencor, si no: vías biliares).

Conflicto de contrariedad territorial. Discrepancias fronterizas con el jefe del territorio vecino, así como sobre el contenido del territorio (por ejemplo, la pareja infiel).

Conflicto muy profundo con una persona **a quien es imposible evitar;** se instala en el estómago (entorno familiar, trabajo, vecindad…).

Existen verdaderos tipos de personalidades **gástricas** que siempre reaccionan por contrariedades territoriales.

ZURDO / ZURDA: conflicto de identidad en el seno del territorio.

■ La señora X padece un cáncer ulcerado de la curvatura menor que le provoca dolores y hemorragias: se trata de un conflicto de equilibrio. SHOCK: sus vecinos la molestan sin cesar y son desagradables. Ella los lleva a juicio y, ante el juez, éstos lo niegan todo. La palabra de la mujer vale igual que la de los vecinos; ella se lo toma muy mal, porque ellos la calumnian. «No puedo aceptar eso ni todo lo que pasa en el mundo; me gustaría estar en una isla desierta». Su marido, que es muy celoso, la obligaba a quedarse encerrada en casa sin hablar con nadie (la mujer siempre ha tenido la mano delante de la boca).

LOCALIZACIÓN CEREBRAL

Ectodermo.
Córtex temporal derecho.
El órgano de trasmisión está cerca de las vías biliares y el esófago.

DUODENO (EXCEPTO EL BULBO)

VIVENCIA DEL CONFLICTO BIOLÓGICO

Carencia + injusticia

No los puedo soportar, no los puedo dominar. Contrariedades con miembros de la familia, colegas de trabajo, amigos o dinero. Conflicto de carencia. Conflicto de no poder digerir el pedazo. Miedo a no poder comer suficiente, a morir de hambre. Dificultades relacionadas con la «manduca».

LOCALIZACIÓN CEREBRAL

Endodermo.
En el tronco cerebral, zona derecha.

PÁNCREAS: PARÉNQUIMA

ÓRGANO AFECTADO

Páncreas, la masa a excepción de los islotes.

VIVENCIA DEL CONFLICTO BIOLÓGICO

Ignominia

Las enzimas pancreáticas son las más poderosas de todas.
La diferencia con el hígado es: más rebelión, más amargura.
Conflicto más intenso, a menudo con la **familia.**
Conflicto de contrariedad con miembros de la familia, enfrentamiento por el pedazo, conflictos de herencia.
Conflicto de carencia (asociado a algo más profundo y vital que el conflicto de no poder incorporar el pedazo).
Miedo a no tener.
El otro nos reprocha el pedazo ingerido.

> ➢ EJEMPLO

- Una señora rica dispone de numerosas propiedades porque su marido compró muchos terrenos en vida. Es posible que el ayuntamiento cambie y el alcalde, amigo de la señora, sea sustituido por otro. El alcalde siempre la ha respaldado. La señora X teme que su nieto no pueda costruir e instalarse en la casa costruida; se acaba de casar. Además teme tener que pagar impuestos monstruosos por sus propiedades. Desarrolla un tumor de páncreas.

LOCALIZACIÓN CEREBRAL

Endodermo.
En el tronco cerebral, lateral, a la derecha.

HÍGADO: PARÉNQUIMA

VIVENCIA DEL CONFLICTO BIOLÓGICO

Conflicto de **carencia:** medios de subsistencia, situación.

Miedo a carecer de lo esencial, de lo necesario o de lo que el paciente considera necesario (dinero, vacaciones, empleo...).

Puede tratarse de un conflicto de identificación como todos los demás.

Miedo a no poder comer suficiente.

Problemas relacionados con la «manduca».

Miedo a morir de hambre (por problemas familiares o de dinero):

Hígado Hambre Familia Dinero Hambruna.

Miedo profundo a no tener en todos los sentidos (en la actualidad, en el futuro).

Miedo a morir de hambre por un cáncer de intestino.

Conflicto a causa de un impedimento físico para digerir el pedazo.

Conflicto de carencia asociado a algo más profundo y vital que el conflicto de no poder incorporar el pedazo.

Conflicto de carencia de todo lo que al paciente le parece indispensable para vivir.

SENTIDO BIOLÓGICO

La finalidad de los tumores del hígado es utilizar al máximo el alimento ingerido, ya que se trata de un conflicto de carencia o de hambre. El organismo envía obreros especiales (células tumorales hepáticas) que digieren, almacenan y trabajan al máximo. A veces, un único SHOCK provoca varios ataques al hígado.

> ➤ EJEMPLO

- Una tienda de alimentación quiebra y la madre dice: «Nos vamos a morir de hambre». La hija se lo cree y desarrolla un cáncer de hígado.

Localización cerebral

Endodermo.
En el tronco cerebral, a la derecha.

VÍAS BILIARES Y PANCREÁTICAS

Vivencia del conflicto biológico

Rencor, cólera, injusticia, rabia.

RENCOR ardiente, fuerte resentimiento (muy a menudo relacionado con un allegado, tras una injusticia), mezclado con celos y envidia. Ejemplo: celos profesionales, traición, «¡Es repugnante!».

En la medicina tradicional china, las vías biliares están relacionadas con las leyes, son como el indicador de la balanza de la justicia; la terapia requiere la acción y la palabra.

Vías biliares intrahepáticas: cólera + carencia.

Vías biliares extrahepáticas: sólo cólera.

Conductos pancreáticos: conflicto de carencia + injusticia: el dinero va donde no debería ir.

Las sustancias que estimulan la evacuación de la bilis se llaman **coleréticos** (¡cola herética! o ¡cólera ética!).

Cálculos, litiasis: «No quiero que el otro sienta rabia hacia mí».

Ictericia del neonato: en ocasiones, se trata de la solución a un conflicto de rencor vivido por la madre durante el embarazo.

➢ Ejemplo

■ El señor X tiene un tumor en los conductos intrapancreáticos; su hijo le roba la tarjeta de crédito y saca mucho dinero para comprar droga. Para el padre, la confianza en su hijo era algo esencial. Conflicto en el páncreas endodérmico (carencia + indigestión) y en el páncreas ectodérmico (rabia, dinero, familia).

Ectodermo.
Córtex temporal, zona derecha.

INTESTINO DELGADO: YEYUNO, ÍLEON

VIVENCIA DEL CONFLICTO BIOLÓGICO

Conflicto de no poder asimilar el pedazo.
Carencia + indigestión.
Conflicto de no poder digerir el pedazo, «contrariedad indigesta» derivada del miedo a morir de hambre en el sentido más amplio de «carecer». Conflicto de no poder digerir un pedazo demasiado grande, como una contrariedad indigesta, un insulto, una impertinencia, una injusticia, etcétera. Miedo a no tener, a morir de hambre.

> ➤ EJEMPLOS

- Conflicto motivado por la falta de dinero y de gentileza por parte del marido.
- Un hijo se casa con una divorciada: «Mi hijo me deja de mala manera».
- Un marido echa a su esposa de casa. SHOCK doble; situación difícil y miedo a no poder comer porque no tiene nada.
- «Ya no puedo seguir asimilando toda esa información, todas esas clases de la facultad de biología». Se le hincha el vientre, y la memoria, relacionada con la asimilación, va a menos.
- «No me siento aceptado, asimilado en mi familia, integrado».
- «No acepto mi cuerpo, estar tan delgada, y eso me lleva a un círculo vicioso, porque de repente mi cuerpo ya no asimila nada».
- «Mi marido critica a todo el mundo mientras comemos; sus frases son como un veneno que no quiero asimilar, recibir».

Sentido biológico

«Si no digiero esto, me moriré de hambre».

En el intestino, el pedazo es demasiado grande para poder pasar: un SHOCK. El cuerpo fabrica un tumor al lado para que segregue más jugo digestivo con el fin de poder digerir el pedazo. Cuando el pedazo es lo suficientemente pequeño para pasar y alimentar, todo se cura. Se trata de células específicas que fabrican jugo digestivo en mayor cantidad y más rápido que las células primitivas. Puesto que urge digerir, el cuerpo fabrica células que digieren diez veces más rápido. En último lugar, llegan los gérmenes que se desarrollan y crean infecciones.

Mucosa del intestino delgado

Gran principio después de milenios: «Puesto que no lo he absorbido en la sangre, el alimento no me pertenece; los leones pueden quitarse la comida de la boca. Sólo me pertenece lo que está **en mí**». Una vez en el intestino, el alimento sigue sin pertenecerme, porque, como si se tratara de una bola de cristal, mi mucosa intestinal no lo puede trasformar; el alimento sólo me pertenece si entra en mi biología, en mi sangre. La mucosa digestiva es el tamiz mágico de la asimilación. Es una función vital, y el tejido que asegura las funciones vitales procede siempre del **endodermo.**

En la medicina tradicional china, el intestino delgado separa lo puro de lo impuro, lo claro de lo turbio, y está relacionado con problemas de elección, indecisión e integración.

Enfermedad celíaca

✓ Intolerancia al gluten = conflicto de privación demasiado radical, por ejemplo, cuando la madre deja de fumar de repente al quedarse embarazada.
✓ Intolerancia a todo lo que se parece al gluten: esperma, etcétera.

Localización cerebral

Endodermo.
>   Zona ventral media del tronco cerebral: yeyuno.
>   En posición ventrolateral izquierda: íleon.

APÉNDICE

Vivencia del conflicto biológico

Conflicto de buche.
>   **Conflicto relacionado con un asunto desagradable**, indigesto, del que no se puede librar. Atolladero, niebla espesa. Ejemplo: el mal trago que pasa «un perro separado de su perra».
>   Observación: en el caso de los caballos, el equivalente del apéndice es el primer estómago, donde mete el grano bueno para pasar la noche.
>   Ejemplo de un origen de conflicto en el caso de los niños: caramelos, azúcar, calderilla, «grano bueno»: el trigo.

➢ EJEMPLO

- En el colegio, hay un niño pequeño que se sienta al final de la clase que no es nada despierto. La profesora decide trasladarlo cerca de ella y, con este fin, le intercambia el sitio con Clara, que es una magnífica alumna de la primera fila. Para Clara, eso no es justo: conflicto de impotencia, se siente en un callejón sin salida. Tiene síntomas de apendicitis: dolores agudos en el vientre, que se le ha puesto duro. Por la tarde, habla del problema en casa y, al cabo de unos minutos, cuando le palpan el vientre, ya lo tiene menos duro. Al decirle sus padres: «El lunes iremos a hablar con la profesora», el vientre todavía se le relaja más.

Localización cerebral

Endodermo.
Tronco cerebral, izquierda.

COLON / CIEGO

Órgano afectado

Colon ascendente (padres), trasverso (pareja, hermanos, hermanas, primos), descendente (hijos).

Vivencia del conflicto biológico

Colon

Para descubrir el contenido del conflicto biológico de un órgano, basta con remitirse a su función biológica. El colon (que utiliza miles de millones de gérmenes) elimina lo que el cuerpo juzga inútil, superfluo, sucio...: maldad, mala jugada, traición, suciedad.

Conflicto provocado por una acción vil, baja, ofensiva, infame, desagradable, una jugarreta, una marranada.

El colon hace avanzar las «materias» hacia el exterior. Se relaciona con una noción de progreso, de camino que se debe recorrer para evacuar lo inútil, lo sucio. Los músculos del colon son los que permitirán esa acción. *Véase* «Estreñimiento», «Diarrea». El colon recupera el agua contenida en las materias: «Quiero conservar todo el amor de mi madre, por eso reabsorbo el agua».

Ciego

Gran contrariedad, a menudo relacionada con la familia y una «marranada», una «jugarreta» imposible de «dirigir».

Conflicto surgido a causa de algo demasiado «desagradable» para poder ser «digerido».

Asunto «desagradable» que no se puede «evacuar».

Colitis

El individuo soporta repetidamente cosas indigestas, recidivas intermitentes. Se soluciona y vuelve a empezar, por lo que no se produce tumor.

Rectocolitis hemorrágica

Se trata de la curación de un conflicto de contrariedad indigesta y de contrariedad extrema.

En la fase de curación, las hemorragias provienen de la limpieza del tumor desarrollado a expensas de la mucosa. En cuanto el conflicto se vuelve a manifestar, el paciente se convierte en «asintomático».

En caso de **hemorragia** abundante que no cesa, podría resultar beneficioso explorar un conflicto relativo a la línea de **sangre** (*véase* «Bazo», «Plaquetas»).

➤ EJEMPLO

■ Un jefe de cocina permite a un trabajador que coja un pastel, acto seguido, lo acusa y el trabajador va a la cárcel: marranada.

LOCALIZACIÓN CEREBRAL

Endodermo.
Tronco cerebral, en posición lateral izquierda.

RECTO SUPERIOR / SIGMOIDE

ÓRGANO AFECTADO

La submucosa de los dos tercios superiores del recto.
La submucosa del sigmoide.

Vivencia del conflicto biológico

Conflicto derivado de algo vil, innoble, bajo, «desagradable», infame. Contrariedad que el individuo **no llega a evacuar, expulsar.**
No expulsión de los residuos de un pedazo.
Conflicto provocado por una acción aún más vulgar y envilecedora que el colon.

Gran contrariedad, a menudo relacionada con la familia y una «marranada», una «jugarreta» imposible de digerir, «demasiado desagradable». Ejemplo: perdón imposible.

➤ Ejemplos

- El señor X tiene un tumor en el recto. Con gran alegría, decide comprar un restaurante con una amiga. El día de la firma ante el notario, ella lo llama para decirle: «Al final, no compro el restaurante contigo, tendrás que hacerlo solo». El hombre piensa: «Es injusto. Me ha hecho una marranada». Pero no dice nada. Según me contó, entró en el restaurante y frotó las paredes para quitar la energía negativa que las impregnaba. Además, tiene un hijo impedido que no habla. Llorando por primera vez, me dijo: «Lo que le pasa es muy triste, nunca tendrá vida propia».
- La señora X tiene un tumor en la parte inferior del colon. Confiesa: «No soporto las emociones negativas como la rabia; me siento embrutecida por mis emociones, las quiero expulsar». Además, quiere echar a su marido de casa y no lo hace.

Localización cerebral

Endodermo.
Tronco cerebral, en posición lateral izquierda.

RECTO INFERIOR

ÓRGANO AFECTADO

Tercio inferior de la mucosa del recto.

VIVENCIA DEL CONFLICTO BIOLÓGICO

Conflicto femenino de identidad.

CARENCIA: «No tengo un lugar en mi propio territorio».
«En mi familia, no se me reconoce».
No saber dónde está el lugar de uno.
Conflicto de situación en el territorio mal vivido, mal llevado.
«Nadar entre dos aguas».
La dificultad de situarse en el seno de la propia familia se vive como una separación, una pérdida de posición en el clan: «Ya no sé qué pinto en esta familia, en este nido, en esta casa, en este clan».
Miedo a ser abandonado en el territorio. Conflicto de abandono, conflicto de no saber dónde se está.
Conflicto de carácter semisexual, miedo a no poder situarse en el territorio y no encontrar la propia identidad. Conflicto de no poder situarse solo, de ser abandonado en el interior del propio territorio.
Metáforas animales:
Los perros se olisquean el recto.
El panda tiene una glándula cerca del ano que manifiesta su identidad.
El animal busca el centro del territorio para situarse y allí defeca.

PARA LOS ZURDOS Y LAS ZURDAS: conflicto de rencor en el interior del territorio.

- A un niño le dicen en la escuela: «Tú no sabes ni quién es tu padre».

- SHOCK: a los once años, una niña se siente desplazada y vacía. Su madre le instala un ordenador en su habitación y todas las amigas de su madre van a utilizarlo a todas horas. Desde entonces, siente una sensación de vacío y no se explica por qué. Cuando toma conciencia, experimenta espasmos rectales durante la visita.

PRURITO DEL ANO

Ulceración, prurito del ano: separación de mi caca, de mi identidad, de mí mismo.

➤ EJEMPLOS

- Prurito anal de 18 h a 6 h. Cinco años antes, la señora X dio a luz, pero tuvo que estar separada de su bebé durante las dos primeras noches.

- La señora X padece prurito anal, se siente separada de su identidad. No lleva el nombre de su padre, a quien tanto quiere, y todo por culpa de la Iglesia, porque fue concebida antes del matrimonio.

LOCALIZACIÓN CEREBRAL

Ectodermo.
Córtex temporal izquierdo.

PERITONEO

VIVENCIA DEL CONFLICTO BIOLÓGICO

Ataque contra la cavidad abdominal, por ejemplo: «Tiene cáncer de hígado». Quien lo escucha lo vive como un atentado contra la integridad de la cavidad abdominal.

Pánico por lo que ocurre en el interior del vientre.

Ataque a la integridad de la parte más recóndita del organismo.

Amenaza de un mal que «carcome por dentro».

Conflicto en el que el organismo se siente gravemente atacado, sea directamente de una manera física, sea de una manera psíquica.

La afectación no tiene por qué ser necesariamente física ni dolorosa, pero **siempre existe el miedo.**

Miedo por el riñón: se verán afectados la pleura o el peritoneo. No todos los enfermos son médicos o anatomistas.

> EJEMPLOS

- La señora X se entera de que su hija ha intentado suicidarse clavándose un puñal en el vientre. Siente miedo y la necesidad de protegerse el vientre, por lo que desarrolla un tumor en el peritoneo.
- La señorita X teme padecer una enfermedad de trasmisión sexual y, además, se siente sucia. Trata de proteger sus órganos de esa suciedad, de ese peligro, y desarrolla una enfermedad peritoneal.
- El señor X tiene cáncer de próstata y teme que se le desarrolle una metástasis en el colon. Al cabo de un tiempo, padece una ascitis.

LOCALIZACIÓN CEREBRAL

Mesodermo antiguo.

Cerebelo, en la parte lateral media.

Contralateralidad entre el cerebelo y el órgano.

El peritoneo y la pleura tienen su correspondencia en el mismo lugar del cerebelo y, de hecho, antes de que el diafragma se intercalara entre ellos como un «techo intermedio», formaban un solo órgano.

EPIPLÓN MAYOR

Vivencia del conflicto biológico

Conflicto provocado por un asunto «desagradable», indigesto.

Marranada indigesta vivida en términos de **desvalorización.**

Como en el colon, pero sobre todo desde el punto de vista **moral.**

Conflicto frecuente que produce algunos vientres voluminosos.

En la naturaleza, el **epiplón** recubre la rotura del intestino.

➢ Ejemplo

■ Una joven es anestesiada por problemas ginecológicos. Cuando se despierta, tiene la sensación de que ha pasado algo malo, que han abusado de ella durante el sueño artificial provocado por la anestesia general. Siente fuertes dolores abdominales inexplicables, pero duda a la hora de hacer que la examinen.

ESTREÑIMIENTO / GASES / DIARREA / VÓMITOS

Estreñimiento

Órgano afectado

Nervios sensitivos o nervios motores.

Vivencia del conflicto biológico

Son posibles **numerosas causas:**

a) **Un conflicto de identidad en el territorio** (fase activa) creado por una anestesia del recto, que ya no siente que está lleno y, por tanto, no envía información al cerebro que, a su vez, no puede mandar la orden de defecar, por lo que se produce estreñimiento y, posteriormente, heces blandas.

b) **Conflicto de separación** (activo). Ejemplo: se siente sola en el trabajo. La región cerebral que rige la zona baja del cuerpo provoca una **anestesia del recto** y, por tanto, estreñimiento, seguido de heces blandas. Sensación de frío cuando el conflicto es menos intenso.

c) **Un conflicto relacionado con la motilidad de la parte baja del cuerpo:** crea una parálisis del recto en fase de estrés y, por tanto, estreñimiento. «No sé qué hacer para solucionar esto, para que siga su curso, y mientras tanto me bloqueo, reflexiono, me tomo mi tiempo».

➢ EJEMPLO

- Estreñimiento en un viaje o ante la idea de ir a la escuela o al hospital: «Tengo que ir, pero no quiero».
  En fase de **estrés** = estreñimiento, heces duras.
  En fase de **reparación** = cólicos, dolores.

d) **Conflicto de miedo** a no poder eliminar el pedazo. Miedo a que los alimentos queden bloqueados, a tener problemas (esto no va a poder pasar y yo quiero que pase).

➢ EJEMPLO

- Encauzamiento imposible (relacionado o no con los alimentos). Una casa que no se puede vender.
  En fase de **estrés** = estreñimiento, heces duras.
  En fase de **reparación** = cólicos, dolores.

e) **El colon recupera el agua contenida en la materia:** «Quiero conservar todo el amor de mi madre, por eso reabsorbo el agua».

Observación

En **fase de reparación**, todos los pacientes utilizan mejor los alimentos, se absorben en un 90 por 100 en lugar de en un 40 por 100. **Comen igual**, pero eliminan menos y engordan. Se trata de un falso estreñimiento. Este «**estreñimiento**» es tan importante como la propia fase de reparación.

Estreñimiento

En fase de reparación, el colon debe volver a la fase de estrés para evacuar su contenido. Cuando la fase de reparación es demasiado intensa, la fase de estrés se hace difícil o imposible, y el estreñimiento persiste.

GASES

Gases intestinales

1. **Conflicto relacionado con la motilidad del peristaltismo:** marranada que no se digiere y no se puede evacuar, hacer bajar.

   En fase de estrés = GASES intestinales (inodoros) para empujar el pedazo y hacer avanzar las heces y el quimo (para evitar la oclusión). **Es una reacción del organismo:** si algo se tapona, se fabrican gases que lo puedan destaponar.
2. Los jugos pancreáticos y hepáticos dejan de pasar. Como consecuencia, los alimentos fermentan y se produce la emisión de gases malolientes en el interior de los intestinos.
3. «Quiero eliminar rápido los impedimentos para reencontrar mi espacio de libertad».

Los eructos

«Me falta aire, ligereza, libertad, en el intercambio relacional; no acepto que la relación sea tan pesada, tan plomiza».

■ El señor X tiene muchos gases intestinales; sufre una acumulación de problemas. Cada vez que soluciona uno, aparece otro.

Diarrea

Conflicto de pequeña jugarreta que se encaja.
Conflicto de miedo visceral.
Conflicto de carencia de amabilidad.
Fase de estrés: diarrea.
Fase de reparación: colitis (cuando el conflicto es repetitivo).
Sujeto tiroideo + digestivo: heces blandas. La persona debe haberlo resuelto todo antes de empezar.
Diarrea, colopatía funcional: no puedo digerir el pedazo en un ambiente de impotencia.

Diarrea

1. **Por falta de asimilación:** si no sé decir «basta» cuando me dan una información, una orden, una comida… Si no sé decir que no, rechazar, reafirmarme, hacerme respetar o, en definitiva, decir «basta», lo dice la biología; el intestino se niega a hacer la digestión y todo se evacua tal cual, sin digerir.

➢ Ejemplo

■ Una mujer asume los problemas de los demás; no separa los guisantes de las piedras, se lo come todo y, una vez en el estómago, rechaza con fuerza las piedras y los guisantes. No quiere decepcionar a nadie y, por eso, se come las piedras, porque quiere eliminar los problemas de los demás y, sobre todo, limpiar lo que hay de impuro en ella, lavar el intestino de las bacterias que componen su herencia materna (piénsese en el caso del bebé koala, que ingiere las heces de su madre para poder digerir los venenos contenidos en las hojas de eucalipto).

2. **Por aceleración del peristaltismo:** deseo acelerar las cosas; los coches no van lo bastante rápido. Un niño que tiene que hacer dos horas de violín (viola) quiere acelerar el tiempo para ir a divertirse, quiere que ya sea más tarde.

VÓMITOS

Vivencia del conflicto biológico

Los conflictos que afectan a la motilidad intestinal.

Los conflictos que afectan al almacenamiento imposible de nutrientes.

Los conflictos de miedo: los niños que tienen miedo, que se asustan, que sienten angustia, pueden vomitar.

Los conflictos de rechazo de lo que se nos propone (impone).

Fase de estrés del duodeno, del estómago ectodérmico: espasmos a vómitos.

Úlcera gastroduodenal en fase de estrés.

Fase de reparación de los músculos blancos del intestino.

➢ EJEMPLO

■ Una casa comprada con un contrato no válido; eso se queda en el estómago y no puede salir.

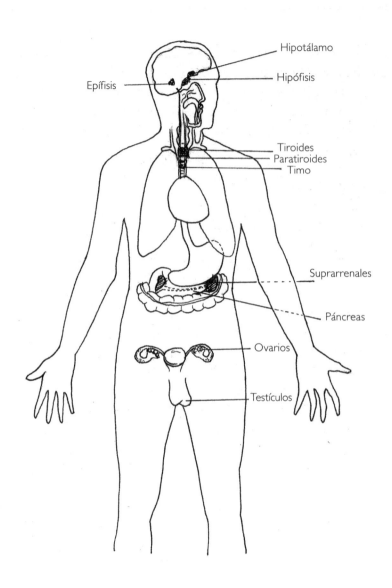

Hipotálamo

Hipófisis

Epífisis

Tiroides
Paratiroides
Timo

Suprarrenales

Páncreas

Ovarios

Testículos

4

Endocrinología

Para vincular todas las funciones corporales y mantener el equilibrio, existen dos sistemas reguladores:

✓ el sistema nervioso, que utiliza mensajes eléctricos y químicos. Está en contacto con la mayor parte de órganos: músculos, glándulas, órganos de los sentidos…
✓ el sistema endocrino, que utiliza mensajes químicos a través de las hormonas, que llegan casi a todos los rincones del organismo. Segregan hormonas las glándulas endocrinas siguientes: hipófisis, tiroides, paratiroides, corteza suprarrenal, epífisis y timo, así como una parte de los ovarios, los testículos, el páncreas, los riñones, el estómago, el intestino delgado y la placenta.

Las glándulas exocrinas no segregan sus productos directamente a la sangre; los segregan hacia el exterior o hacia las cavidades corporales (ejemplo: glándulas digestivas, sudoríparas, etcétera).

HIPÓFISIS

Conflicto del director de orquesta.

ÓRGANO AFECTADO

El lóbulo anterior de la hipófisis, también conocido como glándula adenohipófisis.

VIVENCIA DEL CONFLICTO BIOLÓGICO

La hipófisis está llena de pequeñas bolsas multifuncionales (control del crecimiento, control del tiroides, etcétera).

A este nivel, cada parte afectada de la hipófisis tiene un significado propio.

✓ Si es una cuestión de **prolactina**: pareja inaccesible o incapacidad para alimentar a los nuestros.

➤ EJEMPLO

■ La señora X está convencida de que no sabe alimentar a su familia. Desarrolla un aumento de secreción de prolactina que, en consecuencia, da lugar a una gran producción de leche.

✓ Si se trata de la parte que segrega ACTH (hormona estimulante de la corteza suprarrenal): conflicto por sentirse incapaz de tener suficiente dinamismo.

Conflicto de no tener lo que ha de permitir encontrar el buen camino.

Todo lo contenido en la noción de proyecto.

✓ Si es la parte que segrega **STH**, responsable de la **hormona de crecimiento**: es el «complejo de la jirafa».

Conflicto de ser demasiado pequeño para llegar al pedazo. «No estoy a la altura». «Soy perfeccionista; no tengo derecho a equivocarme ante la familia, la sociedad...».

ENANISMO: miedo a tener que subirse para alcanzar el pedazo. Prohibido crecer; es peligroso.

La idea es subirse para alcanzar el pedazo; las hojas del árbol están demasiado altas y sólo el largo cuello de la jirafa puede llegar a ellas.

En la naturaleza, las jirafas tienen que comer mucho y, para ello, deben llegar a la copa de los árboles. Podrían haber crecido de cuerpo entero, pero sólo han elevado la boca para alimentarse y los ojos para vigilar el entorno. Su cuello mide 7 metros de largo, pero sólo tienen siete vértebras cervicales, como el ser humano.

La solución real al conflicto de ser demasiado bajo es conseguir, con el paso de las generaciones, un cuello más largo.

ACROMEGALIA: «Necesito armas para defenderme. Quiero impresionar». «Debo ser siempre el más fuerte».

IMPACIENCIA: «Siempre quiero hacerlo mejor y más rápido, para ahorrar tiempo» (tiroideo).

IMPOTENCIA: suele ir acompañada de una afección hipofisaria (prolactina).«No puedo procurarle placer; no estoy a la altura».

➤ EJEMPLOS

- Una pareja compra una casa con un préstamo muy cuantioso. Después, la mujer abandona a su marido, obligándole a pagar unas cuotas mensuales que suponen casi todo su salario. El hombre no puede decidirse a vender la casa y asume los pagos. Unos años más tarde, la mujer le exige una pensión más alta. SHOCK: «Me he tenido que elevar, he tenido que luchar para mantenerme a flote, para ganar la batalla», dice. «No podía fallar». En efecto, le quedaba justo lo que necesitaba para comer. Problema hipofisario.
- Un alumno no puede pasar a la clase superior con sus compañeros; deja de crecer.

Localización cerebral

Endodermo.
   Tronco cerebral, derecha.

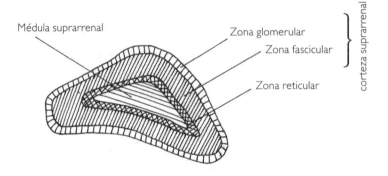

Estructura de las glándulas suprarrenales.

CORTEZA SUPRARRENAL

Anatomía

Tenemos dos riñones, en la parte superior de los cuales se encuentra una cápsula suprarrenal en la que existen dos glándulas: la médula suprarrenal y la corteza suprarrenal.
   Lo que nos interesa aquí es la parte de la corteza suprarrenal, que produce la cortisona natural: el cortisol.

Vivencia del conflicto biológico

Pánico a equivocarse de dirección.
   Conflicto por haber elegido la mala dirección, por estar sobre una pista equivocada, sea real, imaginaria o simbólica.
   Desvalorización por no encontrar el buen camino. «¿Qué estoy haciendo aquí?». «Estoy perdido, fuera del rebaño».

Generalidades: «el conflicto del cordero»

Un animal perdido quiere encontrar al rebaño, pero se equivoca de camino. La naturaleza inicia una necrosis de la corteza suprarrenal, voluntariamente y, así, la glándula deja de trabajar.

Eso significa que, pese a querer estar en acción y correr, no le quedan fuerzas para continuar por el **mal camino**. Se detiene, agotado (la ausencia de secreción de cortisona produce esa fatiga). Eso tiene como consecuencia que no puede continuar alejándose del rebaño. Así, al quedarse cerca de él, tiene más oportunidades de salvar la vida.

Cuando encuentra el buen camino, se produce la curación. La necrosis de las glándulas suprarrenales regenera a toda velocidad y se puede reunir con el rebaño rápidamente.

El animal está en fase de curación, debería estar cansado, pero la naturaleza produce una «inyección» de cortisona tal que el cordero encuentra al rebaño. La naturaleza es capaz de inventar una respuesta adecuada en todas las situaciones.

Como excepción, el sentido biológico se sitúa tanto en la fase de conflicto como en la de curación.

Resumen: en fase de conflicto, la necrosis disminuye la producción de cortisona e impide así que el paciente corra hacia el mal camino, y eso pese a la fase de estrés.

En fase de curación: tras la curación de la necrosis y el aumento simultáneo de la glándula suprarrenal, a la que se vincula un fuerte incremento de la producción de cortisona, es posible que el animal haga una carrera rápida en la buena dirección (por ejemplo, tras el rebaño). La corteza suprarrenal y las gónadas están muy cerca embriológicamente, ambas fabrican cortisona y hormonas sexuales.

➢ Ejemplo

■ En la primera visita, la señora X aparca delante de la puerta de la consulta y avanza hasta el despacho. Ha visitado a varios terapeutas porque, desde hace tres años, ya no tiene energías.

Nunca ha dejado a su familia. Cuando su madre falleció, ella ocupó su lugar. Su objetivo es encontrar el buen camino. En diciembre de 1991, aceptó un trabajo que no le gustaba, ya que no se sentía en su lugar. En enero de 1992, inició un curso de formación sobre relaciones sociales. En junio de 1992, se dio cuenta de que el curso no era lo que ella se esperaba, pero continuó haciéndolo durante tres años, pese a no creer en lo que hacía. Busca el camino adecuado. Desarrolla el conflicto de las glándulas suprarrenales, con un descenso de cortisol y fatiga.

LOCALIZACIÓN CEREBRAL

Mesodermo nuevo.
En ambos lados de la médula cerebral.

HIPERGLUCEMIA

ÓRGANO AFECTADO

Los islotes de Langerhans del páncreas (células beta).
La insulina que circula permite al azúcar entrar en las células. Después viene el paso a la reserva, en forma de grasa, de los azúcares sobrantes.

VIVENCIA DEL CONFLICTO BIOLÓGICO

Se trata de un conflicto masculino (hemisferio derecho).
Conflicto de **miedo + resistencia** a la mirada de alguien o de algo. Por ejemplo: ser hospitalizado sin quererlo, abortar contra la propia voluntad.
Conflicto por sentirse empujado a hacer algo horrible (suicidarse, etcétera).

Miedo de que suceda algo a lo que querríamos poder «resistirnos» (operación...).

Hay que prepararse para actuar, ya que pongo azúcar en mis arterias para que esté disponible rápidamente por si mis músculos la necesitan cuando estén obligados a actuar.

Más allá de un umbral determinado (intensidad, duración de más de un año, recaída), esta función difícilmente puede recuperarse.

Zurdo / a: miedo + repugnancia.

Sentidos biológicos

1. Me paseo por la vida, cuando sobreviene un drama horroroso.

    Cuesta pasar a la acción; el azúcar está listo, espera en la sangre.

    Al principio, me resisto a la lucha; detengo la secreción de insulina en previsión del momento del combate, es decir, hiperglucemia.

    Cuando llega el momento del combate, el azúcar está listo para que el músculo lo utilice.
2. Conflicto del «¡se acabó la dulzura!».

    ✓ Insulina = autoridad

    ✓ Azúcar = dulzura

    El diabético busca la dulzura, la dulzura y nada más que la dulzura, en todas las relaciones.

    «Me enfrento a la autoridad; no puedo resistirme a la autoridad; busco afecto».

    Algunos diabéticos son a veces susceptibles, es decir, proclives a una percepción muy ligeramente paranoica de las observaciones de su entorno.
3. Diabetes

    Etimología: *dia* = cortado en dos; *betes* (del hebreo *beith*) significa casa.

    La casa está cortada en dos; me siento excluido afectivamente, separado de la casa (trabajo, familia...) en el terreno afectivo. Es injusto. Estoy en el exterior y la dulzura está en el interior.

«Es desagradable lo que me hacen; los demás se han quedado en casa».

El terapeuta ha de investigar si las parejas:

✓ dulzura/autoridad

✓ retener (resistir)/pasar a la acción están equilibradas.

> Ejemplos

- Garry es un inmigrante español. Es el único de su clase de séptimo de primaria que no irá a esquiar, ya que su familia no puede asumir el coste que ello supone. Ha de ser él mismo, delante de toda la clase, quien diga que no puede ir, y **se resiste** a esa idea; tiene miedo de hablar en público. Este asunto le quita el sueño, pero después, obligado, **pasa a la acción.** El resto de la clase va a aprovechar la **dulzura,** la nieve, mientras que él no, él se quedará en el **exterior** de eso. No podrá acceder a la dulzura. Unos días más tarde: hospitalización por coma diabético.

- La señora X hace un viaje a Tailandia contra su voluntad, ya que no quería ir. No le gusta el país, tiene ganas de vomitar, siente un gran **asco.** Hay un hervidero de gente, todo es depravado (prostitución, sexo, escenas chocantes).La gente come saltamontes, cobras, ve un criadero de cocodrilos que viven en un agua malsana; es el fin del mundo. Siente miedo. El único buen momento: cuando visita un criadero de mariposas. Se arrepiente de haber hecho ese viaje. La señora X está marcada por su infancia de educación católica: infierno y paraíso, infierno con pecado, suciedad, diablillos, etcétera. Es profesora de inglés; Inglaterra = tierra de los ángeles. Tailandia = infierno, sexo, serpientes... Su esposo es para ella un ángel que la protege del infierno. Sin embargo, llevan una vida separada pese a habitar bajo el mismo techo, la casa está cortada en dos.

LOCALIZACIÓN CEREBRAL

Ectodermo.
Córtex, en posición frontal en la parte derecha del diencéfalo.

HIPOGLUCEMIA

ÓRGANO AFECTADO

Los islotes de Langerhans, en el páncreas (las células alfa).
El **glucagón**, secretado por las células alfa, es hiperglucemiante, es decir, aumenta el nivel de azúcar en la sangre.

VIVENCIA DEL CONFLICTO BIOLÓGICO

Conflicto de repugnancia angustiada.
Miedo + asco.
«Se me impone algo: situación, alimentación, afecto. Y me resisto, me niego a absorber ese azúcar».

ZURDO(A): miedo + resistencia.
Nota: Si, tras un solo shock, se produce un conflicto central sin separación, ambas patologías coexisten: hipoglucemia e hiperglucemia. Lo que ocurre es que una de las dos predomina sobre la otra.

➢ EJEMPLOS

■ La señora X se considera obesa. Cada vez que se mira al espejo, es decir, varias veces al día, le disgusta su cuerpo. Eso le provoca una hipoglucemia, que a su vez provoca un aumento del apetito. Así, come y engorda aún más.
■ La señora X tiene miedo de los microbios. Le producen una sensación de asco, repugnancia, es como tocar suciedad; con

frecuencia experimenta episodios de hipoglucemia (su madre nunca la tocaba).

LOCALIZACIÓN CEREBRAL

Ectodermo.
Córtex, en posición frontal izquierda, en el diencéfalo.

RESUMEN

Para los diestros(as):
Resistencia → ectodermo masculino derecho → Beta → insulina → hiperglucemia
Repugnancia → ectodermo femenino izquierdo → Alfa → glucagón → hipoglucemia
En el caso de zurdos, a la inversa.

TIROIDES, PARATIROIDES: PARTE ACINOSA

VIVENCIA DEL CONFLICTO BIOLÓGICO

Conflicto de no ser lo bastante rápido para atrapar el pedazo: «Hay que ir **deprisa, deprisa**».
Conflicto de no poder ser lo bastante rápido para tragar el pedazo: «Tengo que ir aún más deprisa».
«Aunque esté en mi boca, no estoy seguro de poder tragar el pedazo». Así, siempre se come más rápido.
El tiroides acelera el metabolismo. Cuando hay hipertiroidismo, actuamos más deprisa.
Conflicto por sentirse superado por los acontecimientos, sea a causa de la propia fatiga o de la incapacidad de administrarse u organizarse, sea porque varias cosas que requiere de igual urgencia ocurren al mismo tiempo.

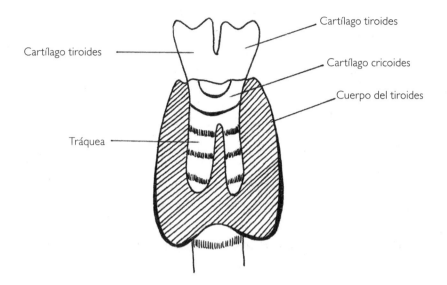

Cartílago tiroides

Cartílago tiroides

Cartílago cricoides

Cuerpo del tiroides

Tráquea

La glándula tiroides: anatomía.

Preocupación de todo adulto por los niños: «Se va a caer, no llegaré a tiempo...».

Se trata del conflicto «del pez de río»: un pez carnívoro tiene sus rincones en el río, donde atrapa a sus presas. Pero un pájaro se instala por encima de él y atrapa al mosquito o la mosca delante del pez. «He de ser más rápido; de lo contrario, moriré. Entonces, pongo en funcionamiento el tiroides».

Exoftalmia: se trata del conflicto de la presa que **aumenta su campo visual para ver venir el peligro**, con el fin de poder escapar a tiempo. «He de atrapar la imagen del peligro lo más rápido posible».

La exoftalmia, u ojos grandes saltones, aparece con frecuencia en las enfermedades del tiroides, ya que se trata también del conflicto de querer **atrapar el pedazo con los ojos, desear ver realizarse algo. «Tener los ojos más grandes que el vientre».**

HIPERTIROIDISMO: para ir más rápido, el bocio, la masa, que produce más tiroxina, permite atrapar el pedazo con rapidez.

HIPOTIROIDISMO: tiroides dañado por un conflicto demasiado largo.

SENTIDO BIOLÓGICO

La señora X no es lo bastante rápida para hacer una cosa. Desarrolla un tumor en el tiroides, que aumenta diez veces la producción de tiroxina. La mujer actúa con más rapidez; es la adaptación, y cuando haya atrapado el pedazo experimentará la curación.

PARATIROIDES

Estas glándulas están costituidas por conductos y acinos. Sus hormonas son la calcitonina y la parathormona. Las paratiroides presiden el metabolismo fosfocálcico, la excitabilidad neuromuscular, la osificación de los huesos. El calcio **acelera** determinados procesos biológicos vitales.

Conflicto: «No consigo hacer lo que hace falta para atrapar el pedazo».

Conflicto de no poder atrapar el pedazo. «¡No puedo escupirle a la cara!». «Quiero obtener el pedazo rápido y escupirlo». «Quiero costruirme (calcio)». «Mis padres quieren someterme». «Me cuesta encontrar el equilibrio entre mis padres y yo», encontrar el equilibrio fosfocálcico.

Para lo demás: *véase* «Tiroides».

> EJEMPLOS

■ Cuando se dispone a ir al colegio, una niña ha de vigilar la hora porque su madre siempre la lleva tarde y ella tiene miedo de que eso suceda. «Hay que darse prisa». La parte del cuerpo (traspuesta en biología), que acelera el proceso, que hace hiperactuar y disminuye el tiempo de latencia, de puesta en escena de las cosas, es el TIROIDES, de ahí el HIPERTIROIDISMO.

- La señora X se queja porque, en el trabajo, se ve obligada a hacer rápido lo que los demás no hacen y ella no quiere hacer. Padece una enfermedad autoinmune con anticuerpos antitiroideos.

LOCALIZACIÓN CEREBRAL

Endodermo.
A la derecha del tronco cerebral.

TIROIDES: CONDUCTOS EXCRETORES

ÓRGANO AFECTADO

Conductos excretores del tiroides + ganglios de la cara anterior del cuello.

VIVENCIA DEL CONFLICTO BIOLÓGICO

Conflicto de **miedo impotente.** «Hay que hacer algo y nadie hace nada».

Conflicto de no poder actuar con bastante rapidez, de estar atado de manos, de no poder hacer nada, cuando es urgente.

Conflicto de **miedo frontal ante un peligro,** un ataque, con un componente de no poder dar la alerta o de «erizarse», aun permaneciendo en el territorio propio cuando sobreviene el peligro.

«Hay que ser rápido. No lo consigo y hay tanto que hacer».

Conflicto de esperar siempre al último momento para hacer una cosa y ver entonces que no somos capaces o que «nunca lo seremos».

Miedo de afrontar los problemas.

Miedo a tener que luchar y sentirse impotente. «Es infranqueable».

Me gustaría insistir aún más en la especificidad de los modos de reacción femenino y masculino en un conflicto de miedo frontal. En el modo femenino, la reacción es de impotencia total, de huida. En el modo masculino, se pasa al ataque.

ZURDO(A): miedo a la enfermedad. «El cuerpo me va a fallar» (*véase* «Ganglios nobles»).

HIPOTIROIDISMO: «He de ir deprisa, pero de todos modos no lo conseguiré».

HIPERTIROIDISMO: «Lo conseguiré».

DESCENSO DE LA CONCENTRACIÓN DE LA SOMATOTROPINA (STH): el problema radica en la intención: «Tengo la intención de conseguirlo pero nunca lo conseguiré».

HIPOTIROIDISMO AUTOINMUNE (HASHIMOTO)
- ✓ Fase de estrés del conflicto de impotencia. (En fase de estrés, el cuerpo ahonda en los conflictos ectodérmicos).
- ✓ «Nací en unas circunstancias que pasaron con demasiada rapidez».

HIPOTIROIDISMO Y MIXEDEMA: existe la posibilidad de que se produzcan varias situaciones:
- ✓ tumor recidivante del conjunto del parénquima y descenso de la tiroxina T4 (conflicto endodérmico);
- ✓ agotamiento de la glándula (endodermo);
- ✓ tumor de los conductos (ectodermo), cuya necrosis tiene como objetivo la secreción más rápida y en mayor cantidad de las hormonas tiroideas (T3 y T4). Cuando se producen conflictos repetidos, por el edema de curación, se bloquean

los conductos (por ejemplo, en un conflicto en equilibrio), se produce un descenso acusado de las hormonas T3 y T4.

✓ Conflicto ectodérmico: «¡Hay que actuar deprisa y no voy a conseguirlo!».

Nódulo eutiroideo

Miedo a la estrangulación.

O bien:

Este nódulo frío es una fase de cicatrización tras un hipertiroidismo. La glándula ha secretado con anterioridad, la paciente (o el paciente) ha necesitado estar hiperactivo; en consecuencia, una zona del tiroides se ha calentado durante esa fase de estrés, la fase I (pero durante ese período, la paciente no tuvo tiempo de ir al médico). Después llegó la solución, el nódulo se enfrió, se apagó; se trata del nódulo eutiroideo.

Hay tantos nódulos como conflictos se han vivido. En caso de bocio multinodular, con zonas calientes y zonas frías, la mente está en conflicto activo en lo tocante a determinados acontecimientos del día a día. Se encuentra en fase de solución para otros acontecimientos pasados, superados.

➤ Ejemplos

■ El señor X es un hombre muy amable y dulce, es contramaestre.

SHOCK: En la fábrica se convoca una huelga en la que los obreros y el dueño se lanzan piedras. El señor X se encuentra entre la espada y la pared; quiere moverse pero no puede. «Hay que actuar deprisa, la situación es peligrosa para todos, pero ¿qué puedo hacer? No quiero tomar partido contra nadie». Sentimiento de impotencia ante el peligro. Siente vergüenza por mantenerse pasivo. En cuanto concluye el conflicto social, quiere cambiar de puesto de trabajo rápidamente.

Su hijo padece una enfermedad renal y ha de seguir un tratamiento de por vida. Se dice: «Deberíamos haber actuado con rapidez, no hicimos nada».

- Metástasis pulmonar de un tumor tiroideo: «Me doy prisa en vivir porque la muerte está cerca. Llegará de repente, secundariamente al problema de tiroides».

LOCALIZACIÓN CEREBRAL

Ectodermo.

Córtex en posición frontal, a la izquierda; foco muy importante en volumen.

Ginecología

La ginecología es el estudio de los diferentes órganos propios de la mujer, encargados de la trasmisión de la vida: ovarios, trompas de Falopio, útero, vagina y mamas.

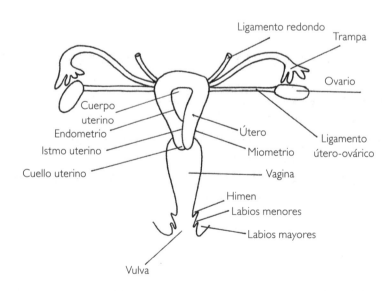

Esquema del aparato genital femenino.

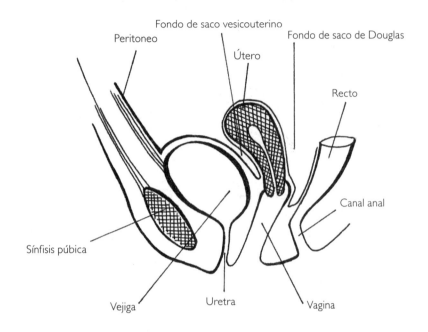

Corte vertical y anteroposterior de la pelvis menor.

OVARIOS: LAS CÉLULAS GERMINALES

VIVENCIA DEL CONFLICTO BIOLÓGICO

Grave conflicto de **pérdida.** Por ejemplo, la muerte de un ser humano, de animales, etcétera.

Este conflicto es más raro que el de las gónadas mesodérmicas (*véase* ficha siguiente): 10 por 100 de los tumores.

SENTIDO BIOLÓGICO

¿Por qué el conflicto de pérdida puede provocar un tumor en los ovarios (o en los testículos)? Porque lo más grave que le puede

124

pasar a un ser vivo es perder a sus hijos. Cuando perdemos a nuestros hijos, desaparece la perpetuación de la especie.

Todo ser vivo es el breve soporte espaciotemporal de la supervivencia de la especie.

Para un ser vivo, lo más importante de su biología es la supervivencia de su especie.

Existen dos grandes programas biológicos de supervivencia:

✓ el programa biológico de supervivencia personal;
✓ el programa biológico de supervivencia de la especie.

Este último es el más poderoso de ambos. Así, en un conflicto de **pérdida**, puesto que la pérdida de un hijo costituye el más grave de los conflictos, el cerebro descodifica las células germinales:

✓ tumor en los ovarios vinculado a la continuidad de los óvulos;
✓ tumor en los testículos vinculado a la continuidad de los espermatozoides.

LOS GEMELOS

Existen los gemelos homocigotos o «gemelos auténticos», que están vinculados al clon, a la copia idéntica. También existen los gemelos heterocigotos o «falsos gemelos».

El sentido está quizá relacionado con el hipertiroidismo de la familia. «Hay que tener hijos rápido y, para ganar tiempo, hacemos dos embarazos en uno». Como la coneja que tiene dos úteros e inicia un segundo embarazo cuando el primero ya está en curso. Los conejitos son la nevera de los zorros y hay que producir muchos para que sobrevivan unos pocos. En el caso de los aguiluchos, la cría que nace primero se come a la segunda. Así, esa segunda cría nace para servir a la anterior de primera comida. En el caso de los loros azules, la cría que nace en segundo lugar es más pequeña y sólo sobrevive en caso de que la primera muera. Es una cría de reserva, por si acaso.

La gemelaridad responde quizás a un conflicto de pérdida o de miedo a perder un hijo; hacemos un hijo de recambio. De alguna manera, hay uno que existe y otro que no, que está como sustituto, a la sombra, por si se diera el caso de que el primero muriera (simbólicamente, por supuesto).

Localización cerebral

Endodermo.
Tronco cerebral.

OVARIOS

Partes del órgano afectadas

Zona intersticial, tejido conjuntivo del ovario.
Cuerpo amarillo. Folículo de Graaf. Células tecales.

Vivencia del conflicto biológico

Este conflicto de pérdida es más frecuente y menos profundo que el conflicto de las gónadas endodérmicas (que crea teratoma, seminoma, quiste dermoide).

Conflicto de pérdida o conflicto semigenital desagradable, a menudo acompañado de un sentimiento de **culpabilidad**, al que con frecuencia se añade el lado malo, el **golpe bajo.**

Conflicto de pérdida de un posible hijo o conflicto por ser denigrado, reprendido, amonestado, lastimado por una persona del otro sexo. Por ejemplo: disputa muy desagradable con un hombre.

Miedo a perder por anticipación.

Sentido biológico

Durante la fase de conflicto activo, la madre que pierde a sus pequeños **deja de ser digna** de tener más; **sus ovarios no producen más hormonas**, de modo que no hay ni ovulación ni procreación posibles.

Esterilidad.

En caso de curación, el tejido (que se encuentra en fase activa de necrosis), se recostruye y forma un quiste que producirá más hormonas sexuales (las células foliculares de los ovarios, que producen estrógenos; los testículos, que producen testosterona). Esta sobreproducción de hormonas aumenta el grado de seducción de la mujer (y la virilidad del hombre). El quiste se endurece y se convierte en parte integrante del ovario.

La sobreproducción de estrógenos rejuvenece a la mujer varios años. De este modo, el conflicto, y sobre todo el motivo del conflicto, se pueden superar más fácilmente. Por ejemplo, en lo que concierne a la pérdida de un novio, la mujer estará más segura de **seducir.**

Observación sobre la enfermedad

Los quistes renales u ováricos evolucionan poco más o menos al ritmo de un embarazo y necesitan también nueve meses para endurecerse y poder cumplir la función para la que los ha creado el organismo.

➤ Ejemplos

■ En mayo de 1988, la señorita X se encuentra embarazada y no está casada. Experimenta esta situación con mucho sentimiento de culpa (su familia es judeocristiana). A los seis meses de embarazo, diagnostican una hidrocefalia al feto. Se practica un aborto terapéutico, que a ella le resulta horrible, cuando lleva veinticuatro semanas de embarazo. Ha de esperar para volverse a quedar embarazada.

En junio de 1993, vuelve a estar embarazada. Está tranquila, hasta el sexto mes. Después la han de hospitalizar durante una semana; los médicos actúan con prudencia y toman las máximas precauciones. Pero, en ese momento, la paciente tiene mucho miedo de perder a su madre, que está enferma. En diciembre de 1993, fallece la madre «sin sufrir, de repente», pero para la hija es un momento terrible.

La señorita X relaciona lo que ha pasado con la muerte de su madre y lo que pasó con la muerte de su bebé. En marzo de 1994, la paciente desarrolla un cáncer ovárico de la granulosa, hiperactivo, de siete centímetros.

- En una ocasión, una niña tenía un perro y se le escapó. Se produjo un accidente y un coche lo atropelló. La niña sufrió un SHOCK. Pérdida con culpabilidad por no haberlo vigilado. Desarrolló un quiste en el ovario.

LOCALIZACIÓN CEREBRAL

Mesodermo nuevo.

En la médula de la base occipital del cerebro (cerca del mesencéfalo).

LAS TROMPAS DE FALOPIO

ÓRGANO AFECTADO

Trompas de Falopio, pabellones.

VIVENCIA DEL CONFLICTO BIOLÓGICO

Conflicto de tipo semisexual, poco limpio, generalmente con una persona masculina (vivencia bastante próxima a la del endometrio).

Conflicto relacionado con algo demasiado repugnante que tiene que ver con un conflicto sexual, desagradable, cruel, sucio.

➤ Ejemplos

- Discrepancia violenta con alguien del otro sexo. Insultos indecentes.
- Violación o relación sexual expresada con violencia.
- Agresión de tipo sexual: obsesión por estar embarazada como consecuencia de ella.
- Recuerdo de incesto o de violación en la familia.

EMBARAZO EXTRAUTERINO

El huevo puede detenerse en la trompa porque el embarazo **se desea y se teme** a la vez. Conscientemente, la persona quiere un hijo; inconscientemente, no; o viceversa (conscientemente no lo quiere, pero inconscientemente, sí).

«El niño **no tendrá** lugar en nuestro hogar».

LOCALIZACIÓN CEREBRAL

Endodermo.

En el tronco cerebral, en posición izquierda.

ÚTERO: MUCOSA DEL CUERPO (véase «Próstata»)

ÓRGANO AFECTADO

Endometrio.

VIVENCIA DEL CONFLICTO BIOLÓGICO

Familia fuera de lo normal.

La función biológica del útero va «desde la concepción hasta el final del parto».

En consecuencia, los conflictos abarcan:

✓ desde el conflicto sexual (en el acto sexual), es decir:
  - conflicto de pérdida (del hijo o del genitor);
  - conflicto sexual que se considera fuera de lo normal, sucio;
✓ hasta el conflicto familiar (nidificación imposible de la familia).

Cabe destacar que la función sexual es una de las más fuertes de la naturaleza.

Por otra parte, el macho sólo la posee desde la pubertad hasta la andropausia, pero el macho viejo busca la «sobrestimulación», tener una visión erótica más fuerte para volver a poner en circulación su sexualidad en caso de necesidad. Para la mujer, eso sucede a nivel del cuerpo del útero, en el lugar donde llevará a los hijos.

En ocasiones, los abuelos sufren fuertes conflictos relativos a sus **nietos**, como si tuvieran que volver a retomar su función de padres, de procreadores. En el caso de la mujer joven, si el conflicto se vive solamente en términos sexuales, se tratará de una enfermedad del cuello.

En el caso de la mujer de edad, se tratará de una enfermedad del cuerpo, con mucho miedo por las pulsiones sexuales «poco limpias».

Conflicto con connotación semisexual poco limpia, generalmente con un hombre.

Connotación sexual relativa a situaciones dramáticas con los hijos (vida de pareja) y nietos, o similares (alumnos, etcétera).

Conflicto de pérdida, sobre todo en las relaciones abuela/ nietos (o similares).

Conflicto de la abuela que no soporta algo relativo a los nietos o similares.

Conflicto relativo a la vida en pareja de jóvenes similares a los nietos (hijos, ahijados, alumnos, vecinos jóvenes, etc.):

✓ considerados poco adecuados;
✓ que se comportan mal con su pareja;
✓ que están en peligro moral o físico con connotación sexual.

Conflicto sexual en sentido amplio, «Eso no se hace».
Conflicto relacionado con la vida sexual de los demás; no se acepta la vida sexual de los hijos, de los amigos.
Padres contrariados por la vida de pareja de su hija (disputas frecuentes).
Sentimiento de disconformidad, de salirse de lo normal (a menudo los hijos, su sexualidad).

➢ EJEMPLOS

■ Una abuela sufre un shock porque su nieta ha sido violada por un extranjero.
■ La señorita X no quiere tener relaciones sexuales antes del matrimonio. Se siente obligada por su novio y acaba teniéndolas; le encuentran un tumor en el endometrio.
■ Una abuela desarrolla un tumor en el cuerpo del útero, en el endometrio, al enterarse de que su nieto había abandonado a la chica con quien vivía. No podía aceptarlo, y aún menos porque esa chica le gustaba mucho (pérdida). Se produce una recaída de ese shock cuando el nieto frecuenta a otra chica que a la abuela no le parece tan simpática ni demasiado guapa (semisexual desagradable).
    La solución se produce cuando ambos jóvenes empiezan a vivir juntos. La abuela se dice: «Después de todo, es su vida». Un tiempo después, sufre pérdidas de sangre (fase de curación).

ENDOMETRIOSIS

«Tengo muchas ganas de estar embarazada, pero no puedo acoger al hijo en el lugar que debiera, de modo que lo acojo fuera (el hogar está fuera; la familia está desintegrada)».

➢ EJEMPLO

- Desde el inicio de su matrimonio, la señora X sufre endometriosis. Existe un conflicto entre su madre y su marido. Éste no la soporta, de modo que la madre no va nunca a visitarles pese a vivir cerca. La señora X desea con todas sus fuerzas tener un hijo para complacer a su madre, para ofrecérselo, pero no puede acoger al niño en la casa, ya que en ella la presencia de su madre está vetada. Su territorio es el negocio en el que ella trabaja como contable, se pasa la vida allí (a veces incluso el domingo), y es allí donde ve a su madre. La mucosa del útero migra a la vejiga; en eso consiste la endometriosis. La vejiga, que actúa como órgano de marcaje de territorio, en su caso marca su verdadero territorio, que es su lugar de trabajo.

LOCALIZACIÓN CEREBRAL

Endodermo.
En la parte central del tronco cerebral.

ÚTERO: MÚSCULOS LISOS

ÓRGANO AFECTADO

Miometrio.

Vivencia del conflicto biológico

Conflicto de desvalorización por no poderse quedar embaraza-da, tener un hijo, o por no tener la familia deseada.

✓ «¡El hijo que nunca tendré!».
✓ Un aborto provocado o espontáneo, un niño muerto; un duelo no hecho porque: «¡No soy capaz de traer un hijo al mundo!».
✓ Deseo de tener un embarazo ideal.

➤ Ejemplo

■ La señora X tiene treinta y ocho años y pierde a su bebé a los cinco meses de embarazo. La madre de la señora X sufre un shock: «¡No va a poder tener hijos nunca!». Dos años más tarde, la señora X vuelve a quedarse en estado y el parto trascurre sin problemas. Más adelante, se le diagnostica un tumor de miometrio a la madre de la señora X.

Localización cerebral

Mesodermo nuevo.
   Mesencéfalo.

ÚTERO: CUELLO (véase «Venas coronarias»)

Órgano afectado

Cuello del útero.
   Venas coronarias.

Vivencia del conflicto biológico

Lo más frecuente es que se dé en las mujeres jóvenes.

Conflicto de frustración sexual. La mujer tiene a un hombre pero está frustrada (diferente de la vagina).

Conflicto de dependencia de la pareja (demasiado indiferente o demasiado previsora).

Frustración afectiva a causa del abandono, de la separación del marido, por ejemplo.

Zurdo(a): pérdida de territorio.

Matices de las vivencias:

✓ **Vagina:** conflicto sexual por no ser poseída, por no pertenecer a nadie. Conflicto por no poder conseguir la unión carnal.

✓ **Cuello del útero + venas coronarias:** conflicto sexual de frustración asociado al conflicto de territorio con abandono, de modo que también coronarias.

✓ **Venas coronarias solamente:** si la mujer se siente entre dos hombres.

✓ **Cuello + vagina + vejiga:** conflicto biológico de frustración sexual que se corresponde al impedimento de la organización de un futuro territorio, del nido.

✓ **Coronaria + cuello del útero + vagina:** conflicto de territorio, en conjunción con un conflicto sexual generado por el miedo a no ser poseída, a no pertenecer a nadie.

✓ **Unión cuello y cuerpo del útero.**
  • Si el conflicto es puramente de gestación familiar, se desarrolla una enfermedad del cuerpo.
  • Si el conflicto es puramente de frustración sexual, se desarrolla una enfermedad del cuello.
  • Si se busca desesperadamente un compañero para crear una familia, se desarrolla una enfermedad en esa unión. Se trata de un conflicto de doble conjunción.

✓ **Dolores menstruales** (a menudo relacionados con el acné, que tiene diversas causas posibles, entre ellas, por ejemplo, la presencia de andrógenos):

- La mujer tiene muchas ganas de tener un hijo varón y controla mal las hormonas masculinas.
- Se ha sido muy deseado como hijo.

➢ EJEMPLOS

- La señora X se entera de que su marido la engaña y deja de sentirse la mujer elegida. Desarrolla una displasia del cuello uterino.
- Desde que su marido ha cambiado, ella ha dejado de tener la menstruación: él ya no la mira como antes, se muestra indiferente. A causa de ello, la mujer se siente inútil, lejos, invisible, vacía, hueca. «No me ve, no me desea». Cuando acaban reencontrándose, ella sufre pérdidas abundantes, pasa a la fase de curación. En su caso, la ausencia de menstruaciones es debida a una disminución del nivel de estrógenos, consecuencia a su vez de un conflicto activo de frustración sexual en sentido amplio. Hay que entender la palabra «sexual» en el sentido de un ser sexuado, de una mujer que espera ternura, amor, atención, una cualidad de presencia moral, afectiva y física por parte del hombre. En conflicto activo, el cerebro femenino, el hemicórtex izquierdo, se bloquea y deja de dar la orden de fabricar hormonas femeninas, es decir, estrógenos.

LOCALIZACIÓN CEREBRAL

Ectodermo.

Córtex izquierdo, en posición periinsular, así como en el córtex izquierdo del cerebelo, cerca de la zona que rige la mama derecha.

VAGINA / GLÁNDULA DE BARTHOLIN

VIVENCIA DEL CONFLICTO BIOLÓGICO

Conflicto de no poder llevar a cabo el acto de unión carnal.

Conflicto de no poder tener a un hombre para sí misma (en el cuello del útero: la mujer tiene un hombre pero se siente frustrada).

➤ Ejemplo

■ Una estudiante ve que todas sus amigas tienen novio, excepto ella. Eso le provoca una gran tristeza, una frustración profunda.

Observación sobre la enfermedad

Se produce un círculo vicioso; las pérdidas vaginales abundantes, que aparecen en la fase de curación, impiden cualquier relación sexual, y eso provoca frustración.

Ese conflicto activo, al bloquear el hemisferio izquierdo y, así, la fabricación de hormonas femeninas, puede conducir a la frigidez.

Glándula de Bartholin – sequedad vaginal

1. Se juzga el deseo sexual como algo malo: «No debo atraer a los machos». El placer está prohibido aunque se trate de una necesidad biológica, vital.
2. Rechazo de la penetración, porque, por ejemplo, se quiere castigar a un hombre.

➤ Ejemplos

■ La señora X se prohíbe el placer sexual. Cuando tenía trece años, tuvo un orgasmo mientras dormía y, al despertarse, vio a su padre (que acababa de morir) a los pies de la cama. Se reprocha haber tenido ese orgasmo. A los catorce años, tuvo un orgasmo sola, pero piensa que va a ir al infierno. Sufre sequedad vaginal.

- La señora X padece bartholinitis. Es pelirroja y la miran todos los hombres. Su vivencia del conflicto es la siguiente: «Seducir es muy peligroso. No debo atraer a los hombres».

  Conflicto programante: cuando tuvo sus primeras menstruaciones, su abuela le dijo: «No te acerques más a los chicos, porque son peligrosos». La abuela estaba hablando de sí misma y de su propia angustia por haber sido madre soltera, pero la nieta entiende que el peligro está en el acto sexual en sí mismo.

LOCALIZACIÓN CEREBRAL

Ectodermo.

Córtex, en posición temporal izquierda.

LABIOS MAYORES

Mesodermo antiguo.

Cerebelo.

Conflicto de relación sexual forzada.

Picores y hongos en la fase de curación.

MAMAS

En función de los cuatro tipos de tejidos presentes en la mama, pueden darse cuatro tipos de conflicto diferentes, que en ningún caso son conflictos de carácter sexual:

✓ Glándula: **«drama humano»** → **mastosis, adenocarcinoma.**

✓ Conductos galactóforos: **«conflicto de separación»** → **epitelioma intracanalicular.**

✓ Dermis: **«conflicto de manchas»** → **melanoma.**

✓ Terminaciones nerviosas: **«deseo de estar separado»** → **neurinoma.**

MAMAS: GLÁNDULA

ÓRGANO AFECTADO

Glándula mamaria: acinos, lóbulos.

MAMA IZQUIERDA

1. En una diestra:
   Conflicto madre-hijo o conflicto del nido.

   Es el impacto del nido, el ataque al primer territorio, con la noción de: «Todo aquello de lo que nos sentimos prioritariamente responsables, allí donde se tiene una necesidad absoluta de nosotros».

   Se trata en primer lugar de los hijos, que con toda naturalidad consideramos parte «del nido», y podemos recibir ese impacto preciso de varias formas:

   ✓ en solidaridad con el niño (contra algo o alguien), por identificación, o
   ✓ en conflicto relativo al niño. Basta con que la madre sienta que se trata de algo grave: el propio niño, o lo que le sucede, o lo que hace.

   El mismo tipo de impacto puede producirse en el caso de:

   ✓ un niño que sea como un hijo, aunque sea momentáneamente;
   ✓ padre **enfermo**, accidentado o que depende del hijo porque es muy mayor;
   ✓ relación madre-hijo, es decir, sus propios hijos o su madre;
   ✓ en un sentido más amplio, todo aquello y todos aquellos con los que nos sentimos obligados a «hacer de madre», a «resguardar bajo el ala», a proteger. El conflicto puede estar también relacionado con **el piso, la casa.**

Se trata del CONFLICTO DEL NIDO; ése es el primer sentido arcaico de la mama derecha. En la naturaleza, el ave, el pez, el mamífero debe tener un nido antes que nada. Si no lo tiene, no fabrica hormonas y, desde el momento en que encuentra uno, aumenta su nivel de hormonas (de estrógenos). Después pueden tener lugar la seducción, el acoplamiento y el nacimiento de las crías, que ya tienen un nido a punto.

2. En el caso de la mujer zurda, es a la inversa: mama derecha para el conflicto del nido; mama izquierda para el conflicto con la pareja.

Mama derecha

Conflicto con alguien a quien se le hace de madre: la pareja, pero sin connotación sexual.

La primera pareja es el padre.

La segunda pareja es el hermano o la hermana, los hijos que han crecido (independientemente de su sexo).

La tercera pareja es el marido.

La cuarta pareja es un vecino, un colega, un primo, un amigo.

➤ Ejemplos

■ La señora X trabaja mucho, tiene varios hijos. Su marido y ella deciden costruirse una casa. El marido quiere que haga los planos con él, muy rápido. Ella está superada por el trabajo, agotada, no da abasto. Se discute con su esposo por esa casa que ella desearía tener como nido. Le descubren un tumor en la mama derecha.

■ El amigo de la señorita X le pide que se case con él (ella tiene treinta y ocho años), pero después no vuelve a sacar el tema. Ella se siente contrariada por no poder costruir un nido y desarrolla un quiste líquido en la mama derecha.

■ La señora X tiene la mama derecha roja, caliente, más grande y sensible que de costumbre. Conflicto: «Cuando yo muera,

¿quién irá al entierro de mi hija adulta depresiva? Temo que enloquezca, la veo incapaz».

LOCALIZACIÓN CEREBRAL

Mesodermo antiguo.

En posición lateral del cerebelo, del lado contrario al de la mama.

MAMAS: CONDUCTOS GALACTÓFOROS

TEJIDO

Todas las separaciones atacan al cerebro, al córtex somatosensitivo, que también rige la epidermis. Embriológicamente, los conductos de la mama son del mismo tejido que la epidermis, son una invaginación de ésta.

VIVENCIA DEL CONFLICTO BIOLÓGICO

Conflicto de separación, no sexual sino con connotaciones maternales.

Falta de comunicación con las personas cercanas que queremos tener sobre la mama.

Mama acanalada: separación en una partida, arrancado del pecho.

Si el conflicto es largo, intenso, la piel también se verá afectada.

El marido se marcha = mama derecha.

El hijo se marcha = mama izquierda.

Drama humano + falta de comunicación → glándula (nódulo) + conductos.

SENTIDO BIOLÓGICO

El sentido biológico de las ulceraciones de estos conductos (que reflejan una fase de conflicto) es permitir el aumento del paso de leche. El sentido es: en el caso de pérdida de contacto de la madre con el hijo, de forma que no lo pueda amamantar más y el pecho continúe fabricando leche, éste podría «explotar». Las úlceras permiten entonces que la leche producida fluya fácilmente.

Incluso cuando la mujer no amamanta, puede producir una seudoleche que permitirá la existencia de **microcalcificaciones.**

➤ Ejemplos

- «Esa mujer me ha quitado a mi marido». Mama derecha.
- La señora X tiene un tumor en los conductos de la mama izquierda que le apareció en marzo. Un año antes, su compañero destrozó todo lo que había en el piso que ella adora. En febrero, se fue: «Recupero mi piso y a mis amigos». Curación: su apartamento lo es todo para ella.

LOCALIZACIÓN CEREBRAL

Ectodermo.
En el córtex sensorial controlateral a la mama.

MAMAS: DERMIS

VIVENCIA DEL CONFLICTO BIOLÓGICO

Conflicto de manchas, ataque a la integridad.
Conflicto de estar desfigurado.
Ejemplos: una cicatriz, una mama estropeada, una amputación vivida como mutilación.

- La señora X confía su casa a su cuñado durante unos días para que la vigile mientras ella y su esposo están ausentes. Cuando regresan, se produce el shock. El piso es una leonera; la cama está deshecha, las sábanas, sucias y tiradas por el suelo. Ella no puede decirle nada a su esposo porque se trata de su hermano. Le han manchado su nido; la habitación da pena; la lavadora está averiada; el televisor, roto. «Me sentí muy contrariada, sofocada. Le dejé la casa con confianza, le telefoneaba cada día y me decía que no había ningún problema. No me lo esperaba. ¡No me lo puedo creer!».
- La mama izquierda se le enrojece, después se le pone negra; se produce una afectación de la glándula mamaria y de la dermis. Diagnóstico de escirro.

LOCALIZACIÓN CEREBRAL

Mesodermo antiguo.
En el córtex del cerebelo izquierdo y derecho.

MAMAS: VAINA DE LOS NERVIOS

VIVENCIA DEL CONFLICTO BIOLÓGICO

Conflicto de contacto.
Es lo contrario del conflicto de separación; se impone un contacto desagradable, no querido, doloroso. No querer ser tocada, querer estar separada. Ejemplo: «No quiero que mi marido vuelva a tocarme». En la mama derecha, o en la mama afectada por el deseo del marido, aparece un neurinoma.

Localización cerebral

Ectodermo.
En el córtex postsensorial.

ANEXOS FETALES

Mola

Se trata de un huevo patológico que se caracteriza por un proceso a la vez hiperplásico (multiplicación celular) y distrófico, así como por una disfunción vascular que afecta a las vellosidades coriales. Los *prolanes* aumentan.
Huevo claro.
Es una forma particular de conflicto de pérdida; el deseo de tener un hijo, de estar embarazada.

Trofoblasto

Cáncer de la placenta: corioepitelioma placentario.
Conflictos:
1. Si una persona nace después de uno o dos fetos muertos, su placenta ha de ser más fuerte.
2. «No estoy segura de conseguir llevar el embarazo a término». Así pues, es necesario más alimento, es decir, más placenta para que haya mucho intercambio nutritivo entre madre y feto.
3. «Estoy embarazada, pero la casa está vacía; estoy embarazada, pero mi marido no desea tener un bebé» (eso provoca igualmente los embarazos nerviosos).

6

Hematología

Las células de nuestro cuerpo, para satisfacer sus necesidades de nutrición y oxigenación, para eliminar los desechos y productos de fabricación, necesitan que la corriente sanguínea las irrigue continuamente. Así, en la sangre se intercambian todos los elementos necesarios para la vida.

La sangre es un órgano en sí mismo, costituido por elementos muy abundantes. Por ejemplo:

✓ los glóbulos rojos vehiculan el oxígeno y el dióxido de carbono;
✓ los glóbulos blancos detectan los cuerpos extraños;
✓ las plaquetas coagulan la sangre para evitar que se pierda en una hemorragia.

Paralelamente al circuito sanguíneo, existe la circulación linfática, con los canales linfáticos y los ganglios linfáticos. Por su interior circula la linfa, que trasporta determinadas proteínas y las grasas recogidas del aparato digestivo. Uno de sus papeles primordiales es, por supuesto, la inmunidad, es decir, «distinguir lo mío de lo no mío» para eliminar todo cuerpo externo indeseable.

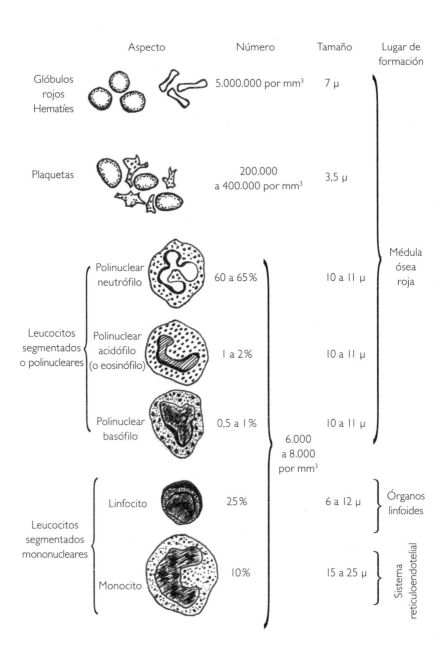

		Aspecto	Número	Tamaño	Lugar de formación
Glóbulos rojos Hematíes			5.000.000 por mm³	7 μ	
Plaquetas			200.000 a 400.000 por mm³	3,5 μ	
Leucocitos segmentados o polinucleares	Polinuclear neutrófilo		60 a 65 %	10 a 11 μ	Médula ósea roja
	Polinuclear acidófilo (o eosinófilo)		1 a 2 %	10 a 11 μ	
	Polinuclear basófilo		0,5 a 1 %	10 a 11 μ	6.000 a 8.000 por mm³
Leucocitos segmentados mononucleares	Linfocito		25 %	6 a 12 μ	Órganos linfoides
	Monocito		10 %	15 a 25 μ	Sistema reticuloendotelial

Los elementos formes de la sangre.

SANGRE

ÓRGANO AFECTADO

Médula ósea.
En el esqueleto, tiene lugar la producción de sangre.

VIVENCIA DEL CONFLICTO BIOLÓGICO

La vida ya no tiene sentido.
Desvalorización total y absoluta.
El esqueleto al completo está afectado: los glóbulos blancos, los glóbulos rojos y las plaquetas.

Un niño no puede tenerse en pie solo; necesita un esqueleto, como una planta joven, unos tutores externos, unos padres atentos...

En caso de desvalorización localizada (considerarse mal esposo, inútil en el plano deportivo, etcétera, habrá poca anemia, poca leucemia, porque en el esqueleto las células madres continúan fabricando sangre. Así pues, es necesario que se produzca una desvalorización global, completa.

GLÓBULOS ROJOS, ANEMIA: desvalorización de lo que nos hace vivir, de lo que trasporta la vida.

POLIGLOBULIA O POLICITEMIA: miedo a morir por algo relacionado con la sangre, o por falta de glóbulos rojos. Ejemplo: la abuela murió de una hemorragia.

LEUCEMIAS CON LEUCOBLASTOS: lo más frecuente es que afecten a los niños, ya que se corresponden a una desvalorización global, una prohibición o un peligro de **crecer.**

LEUCEMIA DE MONOCITOS: su papel es ser la memoria entre el cerebro y los tejidos.

Deficiencia del **sistema inmunitario:** «No me autorizo a defenderme».

Para continuar vivo, no respondo, no me defiendo.
Ataque a la familia pero yo no digo nada.

PLAQUETAS: *véase* «Bazo».

OBSERVACIÓN SOBRE LA ENFERMEDAD

Lo primero que hay que hacer es delimitar el shock, el conflicto, su duración, su intensidad, con fechas. ¿Hay resolución completa?

Disponer de todos los datos psíquicos, cerebrales y orgánicos relativos a la génesis y evolución del acontecimiento. Seguir costantemente la evolución psíquica, cerebral y orgánica, y realizar un tratamiento de acuerdo con ello, como siempre en colaboración con los médicos, por supuesto.

➢ EJEMPLO

▪ Una niña: sus padres se divorcian antes de que nazca. Después, cada vez que el padre ejerce su derecho de visita, se lleva a su hermano mayor, pero nunca a ella. Tres años más tarde, el padre tiene otra hija y, por primera vez, se la lleva con él a los caballitos, etcétera. Unos días más tarde, sufre una gran fatiga y sudores nocturnos: leucemia.

LOCALIZACIÓN CEREBRAL

Mesodermo nuevo.
Médula cerebral.

GANGLIOS LINFÁTICOS

VIVENCIA DEL CONFLICTO BIOLÓGICO

DESVALORIZACIÓN + ANGUSTIA profunda (miedo del futuro, de lo extraño, de lo «no mío»...).

Se ven implicados los ganglios de la parte del esqueleto o del órgano afectado correspondiente al conflicto (los ganglios linfáticos corresponden a un hueso, un órgano o una región corporal específica).

Sentido biológico

«Me siento atacado, acorralado, quiero defenderme o busco protección. Así pues, desarrollo una úlcera en la red linfática para abrir más paso y conseguir que se produzca más **maduración** de los linfocitos y monocitos, es decir, de mi sistema de defensa, de detección de lo "no mío"».

➢ Ejemplos

- Ganglios en la axila izquierda (diestros): «Soy una mala madre o un mal padre». El ganglio se acompaña a veces de una descalcificación del húmero. La necrosis del húmero suele ir acompañada de problemas linfáticos; los tumores de la mama también. Y es que, de hecho, además del conflicto madre/hijo (mama/hombro), creamos un conflicto de desvalorización: «Era una mala madre».

    Cuando se produce un conflicto con la pareja, decimos: «Soy una mala pareja», y eso concierne a los ganglios de la axila derecha en el caso de la persona diestra. Los ganglios que se encuentran bajo el brazo son añadidos del conflicto primero; se trata de un conflicto de angustia y de desvalorización secundaria. Se inflaman en la fase de curación.

- **Ganglio inguinal:** el médico examina a fondo y en silencio a un paciente que está inquieto; angustia por la región inguinal.

- El señor X tiene problemas de erección. Conoció a una mujer que se burlaba de él: angustia, desvalorización en el plano sexual. Cuando finalmente encontró a una mujer comprensiva, desarrolló grandes ganglios inguinales y pélvicos.

Localización cerebral

Mesodermo nuevo.
   En el mismo lugar que la parte del esqueleto más cercana al ganglio en cuestión; en toda la médula cerebral (hacia el exterior de la médula).

VASOS LINFÁTICOS

Vivencia del conflicto biológico

Conflicto de desvalorización de uno mismo, además de angustia.

Localización cerebral

Mesodermo nuevo.
   En la médula cerebral.

GANGLIOS NOBLES

Órgano afectado

Circuito linfático de la parte superior del cuerpo (cabeza, mediastino y en la parte posterior del cuello) derivado de los arcos branquiales.

Generalidades

Esos canales van de las orejas al cuello, a lo largo del esófago, y después el líquido va a parar al estómago.
   La hernia de hiato repetida puede dañar los ganglios nobles.

VIVENCIA DEL CONFLICTO BIOLÓGICO

Miedo masculino frontal.

Conflicto de miedo a la enfermedad, de todo lo relacionado con ella: hospitales, tratamiento, pronóstico…

Miedo al diagnóstico de cáncer.

Gran dificultad para afrontar el peligro.

«Estoy desconcertado».

«No puedo contar con mi cuerpo, ni física ni psíquicamente; ¡puede fallarme en cualquier momento!».

ZURDO(A): miedo paralizante frente a la urgencia.

«No me permito defenderme».

➤ EJEMPLOS

- Un niño tiene un accidente delante de su padre, que ve el peligro ante los ojos.

- Un día, un hombre completamente sano siente mucho vértigo durante unas horas. Experimenta miedo a sufrir una enfermedad grave, conflicto que soluciona ligeramente, poco a poco. Pero alrededor un mes después, vuelve a sentir los mismos vértigos, pero aún más fuertes.

  Recidiva marcada: terror a padecer una enfermedad grave. El médico lo tranquiliza un poco y, con el tiempo, lo soluciona. Poco después le aparece un nódulo en el cuello.

LOCALIZACIÓN CEREBRAL

Ectodermo.

Córtex frontal derecho.

BAZO / PLAQUETAS

Vivencia del conflicto biológico

1. Conflicto relacionado con la sangre, miedo intenso a perder la sangre, o miedo intenso durante una trasfusión. Las trasfusiones de sangre o el diagnóstico de «cáncer de sangre» pueden provocar un SHOCK, ya que una trasfusión de sangre se asocia a una hemorragia. En nuestro cerebro, no podemos distinguir entre trasfusión y hemorragia. Existe el riesgo de que se establezca un círculo vicioso: la hemorragia crea un SHOCK de miedo relacionado con la sangre; ese estrés hace que las **plaquetas** no puedan actuar, lo cual provoca una hemorragia.

2. En la naturaleza, para un animal, una herida equivale a una desvalorización. Sentimiento de **inaptitud para el combate** a causa de una gran herida sangrante, conflictos de herida. Conflicto relacionado con la desvalorización de uno mismo a causa de una inaptitud, de cualquier tipo, debida a la sangre.

   El bazo actúa como un gran ganglio. Ha de mantener la sangre y la forma; contiene y costruye (medicina tradicional china). El bazo significa humillación. «He fallado, soy incapaz de pelear». «Me falta sangre en las venas». El bazo se inflama (esplenomegalia) para convertirse en una reserva de sangre. «Corro el riesgo de que me falte sangre, de modo que creo una reserva, por si acaso».

3. Conflicto de desvalorización de uno mismo relacionado con la propia sangre (por falta o a causa de anomalías de la fórmula sanguínea).

Plaquetas: gustar.

Aumento de las plaquetas: conflicto de adhesión.
¡Estoy mal si no me encuentro en un medio familiar!

Púrpura trombopénica: enfermedad de la línea sanguínea; no hereditaria.

- «No tengo buena sangre».
- Pánico al esputar sangre.
- Mano destrozada por una máquina: visión de sangre por todas partes.
- Miedo a la falta de sangre.
- Un determinado número de personas experimentan un SHOCK (más o menos importante) cuando les han de hacer un análisis de sangre para una revisión (colesterol, glicemia, etcétera).

Localización cerebral

Mesodermo nuevo.
En la médula, en posición parietal derecha.

7

Neurología. El cerebro

A continuación, abordaremos otra forma de vivir los conflictos. Como hemos visto, en determinadas circunstancias, un conflicto puede entrañar problemas físicos. Asimismo, puede provocar la aparición de síntomas psíquicos o de comportamiento. Entre los problemas físicos, es decir, los detectables en el cuerpo, los síntomas cerebrales ocupan un lugar aparte, dado el papel particular y único que desempeña el cerebro.

Para abordarlos, es necesario recordar algunos datos básicos sobre fisiología cerebral. Y es que el conocimiento de la fisiología del cuerpo humano, en efecto, nos permite comprender la lógica biológica de las somatizaciones.

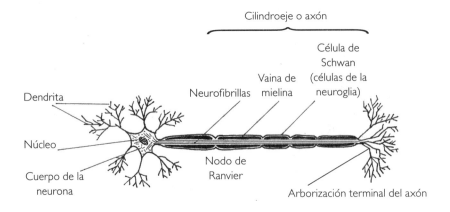

La célula nerviosa o neurona.

LA COMPOSICIÓN DEL CEREBRO

LAS NEURONAS

El cerebro está compuesto por un 10 por 100 de neuronas y un 90 por 100 de células de la neuroglía, o células gliales. Así pues, en un cerebro de 1,3 kg hay 130 g de neuronas, cuyas funciones son fundamentales. Las neuronas son las células funcionales del cerebro. Son células muy especializadas que vehiculan y procesan la información.

Por otra parte, se trata de las únicas células del cuerpo humano que dejan de reproducirse una vez que el cerebro alcanza la madurez. Cuando las neuronas mueren, a un ritmo de unas treinta mil al día, ya no se regeneran (de hecho, las neuronas se reproducen, aunque excepcionalmente).

LA GLÍA

La glía es un conjunto de células que tienen por función mantener, alimentar, oxigenar y proteger las neuronas, así como eliminar sus desechos. Está realmente al servicio de las neuronas. Podría compararse a un edificio de investigación, que estaría compuesto por un 10 por 100 de investigadores y un 90 por 100 de personal empleado en diversas funciones administrativas o logísticas. La glía está costituida por un tejido, la neuroglía, que desempeña una función de sostén estructural y un papel metabólico al servicio de las neuronas.

Al contrario que las neuronas, las células de la neuroglía se multiplican y se reproducen, como todas las demás células del cuerpo. Las hay de diversos tipos, cada uno de ellos con funciones específicas.

1. Las células que componen la **microglía** proceden del mesoblasto nuevo y se multiplican *in situ*. Pertenecen al tejido reticuloendotelial (como los ganglios y el bazo, por ejemplo). Se trata de células móviles que desempeñan un papel importante en caso de infección.
2. Las células que componen la **macroglía** proceden del ectodermo y proliferan en un lugar fijo. Existen dos categorías principales:
    ✓ Los **astrocitos**, cuya función esencial consiste en recuperar los metabolitos de la sangre (azúcar, aminoácidos, etcétera) y redistribuirlos a las neuronas. Además, en caso de lesión, ayudan a la cicatrización del cerebro.
    ✓ Los **oligodendrocitos**, que rodean, protegen y aíslan las neuronas costituyendo la vaina de mielina.

Cuando una persona presenta un síntoma cerebral, como la epilepsia, las células de la neuroglía están implicadas en ello. Se manifiestan activamente en la trasformación celular. Tumores cerebrales, migrañas, cefaleas, quistes cerebrales, focos hipodensos o hiperdensos..., estos síntomas neurológicos costituyen manifestaciones de una actividad inhabitual de las células de la neuroglía.

TUMORES

Si somos coherentes con la lógica que seguimos en esta obra, que parte de la función biológica de un órgano para comprender la patología que lo afecta, hemos de preguntarnos cuál puede ser el sentido biológico de una multiplicación de las células de la glía (macroglía).

1. Esa multiplicación, que da lugar a tumores, corresponde al principio de conflicto dramático de **tener que encontrar una solución más allá de las posibilidades intelectuales habituales.** Si no lo conseguimos, si no encontramos una solución con las neuronas, la solución biológica consiste en fabricar más células gliales para aportar a las neuronas más glucosa (el principal carburante) y más oxígeno, para que así puedan trabajar aún más, superarse, ir más allá de sus capacidades habituales. Un astrocitoma tiene la función de conseguir que el ordenador rinda más. El oligodendrocitoma se encuentra a menudo en las personas que quieren ocuparse mucho de los demás, que querrían rodear y proteger a todo el mundo.

   Con bastante frecuencia, el glioma aparece cuando la solución del conflicto se ha encontrado, se trata de un signo de regeneración y significa la voluntad de conseguir que el ordenador tenga un rendimiento mejor en caso de nuevo conflicto. El síntoma es siempre un conflicto de conjunción, por un lado con el deber de superarse intelectualmente y, por el otro, con un terreno particular en el que aparece esa necesidad.

   Por ejemplo, si alguien experimenta esa necesidad en el ámbito del «territorio» (trabajo, casa, familia...), eso afectará a la localización cerebral implicada en las cuestiones de territorio, es decir, el córtex temporal derecho. Si hay que superarse para ayudar a alguien de la propia familia que tiene problemas de salud, la multiplicación de células gliales se producirá en el lóbulo frontal derecho. Tendrá lugar en el cerebelo si esa necesidad conlleva la protección relativa ante una deshonra, etcétera.

En caso de glioma, es fundamental buscar un conflicto activo de los **colectores** del riñón, que explica el exceso de edema en el cerebro.

2. En una segunda fase, cuando hay un edema de reparación de la orden cerebral, si el mismo conflicto se produce de nuevo, con la misma vivencia, el restablecimiento del cerebro (y del órgano) se ve detenido. La curación que había empezado se para. Al cabo de unos días, solucionamos el conflicto, volvemos a estar en proceso de curación, rehacemos un edema reparador en la localización cerebral... Y ese fenómeno se repite, de conflicto en solución y de solución en conflicto, sin que jamás se produzca un restablecimiento completo.

Las células gliales no alcanzan el objetivo del restablecimiento porque se produce sin cesar una reactivación, una recidiva del conflicto. El agua que contiene el edema está estancada y se espesa, forma una gelatina. Tras un período de tiempo, generalmente largo (que va de **uno a diez años**, incluso más), esa acumulación puede dar lugar a un tumor cerebral.

El tumor cerebral es, en este caso, la recidiva múltiple de un mismo conflicto o de un conjunto de conflictos situados en la misma zona cerebral, durante un período de tiempo bastante largo.

3. Los tumores cerebrales suelen aparecer en personas «distraídas», ausentes, secretistas, acostumbradas a la negación, endurecidas.

RESUMEN

El tumor cerebral se produce en fase de conflicto activo (ortosimpaticotonía), en los conflictos de tener mayor rendimiento; en fase de reparación (parasimpaticotonía), cuando alguien soluciona un conflicto duradero, cualquiera que éste sea. La gravedad de esos tumores tiene que ver con la rapidez con que se instala el edema de segunda fase. Cuando se llega a la solución muy rápidamente, con brusquedad, los signos de curación resultan brutales, incómodos, incluso peligrosos.

El tumor se localiza en el cerebro, en la ubicación correspondiente a la vivencia o las vivencias, si hay varias; en este caso, se originan, en fase de curación, diversos edemas cerebrales que, al aumentar de tamaño, si están situados en la misma zona cerebral, forman un solo tumor, con la reparación simultánea de esas vivencias. Ese fenómeno procede de un mismo acontecimiento, un mismo shock expresado de diversas formas, o de varios conflictos que tienen lugar en el mismo momento y que han sido solucionados en el mismo instante.

➤ EJEMPLOS

- La señora X, enfermera, trabajaba muchísimo. Se ocupaba mucho de sus hermanos y hermanas, así como de sus hijos. Un día, cuando regresaba de una jornada de trabajo muy fatigante, su hermana y su suegro llegaron de improviso y le pidieron que les preparara su especialidad culinaria. Ella no osó negarse, quería superarse para complacer y alimentar a los suyos. Unos días más tarde, experimentó una parálisis de los dedos de la mano derecha. Empezó a desarrollar un oligodendrocitoma. Su shock tuvo lugar en la cocina, al sentirse obligada a preparar aquel plato, cuando al mismo tiempo lo que quería era dejarlo todo e irse a la cama. Se encontraba en una encrucijada; quería superarse, pero no tenía ganas. Así pues, el suyo era un conflicto motor. Su tumor cerebral estaba localizado en la parte que rige los músculos de la mano derecha (córtex motor izquierdo).

  Aquella mujer vivía esa experiencia desde hacía años. Aquel acontecimiento no hizo más que desencadenar sus síntomas.

- Un agricultor se despertó un día sintiendo unos hormigueos que parecían un síndrome del canal carpiano, trastornos de la sensibilidad en tres dedos de la mano izquierda. Le encontraron un tumor cerebral. Pero ¿por qué la mano izquierda, y por qué precisamente aquellos tres dedos? Le pregunté qué había pasado el verano de aquel año. Me respondió:

—Nada, en absoluto.

—¿Está usted seguro?

—¡Naturalmente, nada!

Entonces hice entrar a su esposa, que estaba en la sala de espera, y le formulé la misma pregunta. La mujer empezó a explicar:

—¿No te acuerdas de cuando, a finales de agosto, vino aquel árabe a pedirte trabajo? Le empleaste y le pediste que estuviera allí a las 8 de la mañana del día siguiente. No vino, pero se presentó dos días después y se puso a insultarte porque ya no le querías contratar, y te amenazó con prender fuego a la granja y matarte.

Para aquel hombre, se trataba de una tensión que reactivaba un shock más antiguo. Había participado en la guerra de Argelia, donde había matado y torturado a argelinos. En aquella época, sujetaba el fusil con los tres dedos de la mano izquierda. El consultante estaba tremendamente aferrado a la negación; aquel verano, había empezado a hablar, ¡no había sucedido nada especial! Después, se puso a llorar al recordar los dos acontecimientos, pero al cabo de unos instantes volvió a su estado original para declarar: «No es grave, no hay ningún motivo para crear una enfermedad». La evocación de aquellos recuerdos había creado en él una fuerte emoción que se apresuró a rechazar, a banalizar, y que dejó de expresar.

CEFALEAS

Existen algunos tipos de personalidades que se evaden fácilmente en los sueños. Corresponden a personas que borran las cosas, que no quieren afrontar la realidad, que actúan como si no pasara nada, como si no hubiera ningún problema, porque tienen unas defensas muy buenas. Viven dramas, como todo el mundo, pero su mecanismo de defensa consiste en negar: «Después de todo, tampoco es tan grave, no merece la pena amargarse por eso...». Dejan sus problemas a un lado.

En general, esas personas pasan rápidamente a una segunda fase de la enfermedad (fase de curación en equilibrio), pero con frecuencia se vuelven a ver enfrentadas al mismo problema. En ese momento, aparecen migrañas/cefaleas, que se localizan en la zona del cerebro que corresponde al contenido del conflicto. Las migrañas aparecen igualmente en sujetos apasionados que no saben frenarse.

Podemos distinguir dos tipos de cefaleas:

1. En fase de estrés, encontramos las cefaleas atenazadoras (cefaleas tensionales).

   Las neuronas y las células gliales están muy solicitadas. Se trata de dolores opresivos, como si la cabeza estuviera comprimida. Estas cefaleas son difíciles de aliviar, incluso con medicamentos. Se ha de buscar cuál es el conflicto recidivante, que se repite siempre y que la persona no consigue solucionar.

2. En fase de solución del conflicto, aparecen migrañas que van hacia el exterior, que palpitan.

   Estas migrañas se pueden aliviar más fácilmente con antinflamatorios, ácido acetilsalicílico o, en casos menores, colocando hielo o agua fría en la cabeza. Estas migrañas de curación se deben al edema; el cerebro está encerrado en la caja del cráneo y, cuando hay un edema, se produce una hinchazón, una presión que comporta dolores. Así pues, se recomienda no beber demasiado, para no añadir agua al cerebro, tener la cabeza en alto, no exponerla al calor y refrescar el edema. Para su tratamiento, buscaremos cuál es el problema que la persona soluciona, es decir, lo que ha ocurrido de positivo antes de la migraña (resolución del conflicto).

Con frecuencia, las migrañas se localizan en el córtex frontal, por encima de los ojos. El córtex frontal es el último que aparece en la evolución del ser vivo. Es el que permite las reflexiones más elaboradas, la toma de decisiones y el paso a la acción. En nuestra descodificación, es el implicado en las expresiones de impotencia, de verse desarmado ante un problema o un peligro. Nos encontramos en presencia del mismo tipo de vivencia que en el caso de las células gliales; ante un problema, hay que ser más eficaz, hay que argumentar las capacidades intelectuales propias, encontrar una solución. Eso puede llegar hasta un rechazo de la impotencia, del límite.

➢ EJEMPLOS: migrañas de reparación

■ Una farmacéutica padecía unas migrañas violentas que le sobrevenían por la noche y la despertaban. Esas migrañas estaban localizadas por encima de los ojos, unas veces a la izquierda, otras, a la derecha, y se calmaban con el frío. Así pues, se trataba de migrañas de segunda fase, que aparecían sobre todo en períodos de vacaciones. Le pedí que observara qué había de positivo en su vida las noches en que tenía migrañas.

Entonces me explicó su conflicto recidivante: estaba inquieta por los demás, temía por su salud, y a veces se sentía impotente. Se sentía responsable de los demás, tenía que ayudarles. *Al interrogarla sobre su pasado,* nos dimos cuenta de que su madre la había concebido para tener a alguien que se ocupara de ella cuando estuviera enferma o se hiciera mayor. Aquella mujer tenía sentimientos a veces de impotencia (lo cual, en la fase de reparación, provoca migrañas por encima del ojo izquierdo, en la localización cerebral de los canales del tiroides), y a veces de inquietud por la salud del otro (que afecta la localización de los ganglios por encima del ojo derecho).Tras un trabajo psicoterapéutico sobre sus creencias de base, se ha curado completamente.

■ La señora X padecía una migraña pulsátil detrás del ojo izquierdo. Se trataba de una migraña de reparación. El hecho de que estuviera localizada detrás del ojo me hizo pensar en un conflicto relacionado con la vista. Me confesó que, al nacer, su madre no la quiso ver. Deseaba un niño y, como había tenido una niña, no quería ocuparse de ella. Más adelante, en la pubertad, vivió muy mal la llegada de la regla. Lo perdía todo: su infancia, sus juegos, sus relaciones con los chicos. Ser una mujer era difícil. Al cabo de un tiempo, su padre se suicidó y su hermano perdió un ojo en un accidente. En su familia, era importante no decir nada, no se debía hablar del suicidio del padre. No había que dejar que los demás vieran la mala suerte de la familia, que ella era una chica, que tenía la regla.… Además, al crecer, cada vez se parecía más a su madre, y no lo soportaba. No quería ver aquello.

La información visual, a muchos niveles, no debía pasar. En consecuencia, descodificó el nervio óptico y realizó una vasocostricción. Era una mujer que asumía muchas responsabilidades. Cuando consiguió desdramatizar, pasó a la fase de curación sin que hubiera una auténtica solución, profunda, duradera, del conflicto, ya que estaba centrada en la negación. Era en momentos como aquéllos cuando aparecían las migrañas, que no se aliviaban con nada. El aspecto dominante de su vivencia consistía en encontrarse regularmente con el elemento tampón en los conflictos, para nivelar, para que no hubiera juicios. Sus migrañas desaparecieron en tres sesiones.

Regresaron un día que estaba en casa de su hermano. Este hombre pegaba a su esposa y ella, que lo sabía, no podía soportar verlo. Pero aquella vez, todo fue bien. Enseguida aparecieron vómitos y las migrañas de reparación.

> Ejemplos: migrañas de estrés, cefaleas de tensión

■ Una mujer tenía un conflicto porque, desde hacía mucho tiempo, se sentía sometida a restricciones, impedimentos, obligaciones… Cuando era niña, estaba sometida a la presión que ejercía su madre diciéndole que había que trabajar siempre, no perder el tiempo en pasatiempos futiles. Así pues, esta mujer había desarrollado un fuerte sentimiento de culpabilidad, de mala conciencia, con una inquietud constante por no decepcionar. Por lo tanto, se enfrentaba de forma reiterada a la obligación de superación personal, sin tener en cuenta sus limitaciones ni sus necesidades reales. Sus cefaleas desaparecieron tras algunas sesiones.

Un momento importante de su terapia fue, en nuestro segundo encuentro, la inducción de un estado de relajación hipnótica, tras la cual ella confesó no haberse sentido nunca tan relajada. Aquello fue una toma de conciencia de su estado previo de tensión costante. Fue necesario que estuviera relajada de un modo muy consciente para que se diera cuenta de que estaba sumida en una tensión permanente.

■ La señorita X tenía cefaleas opresivas. Sus cefaleas comenzaron cuando empezó a tomar la píldora. Cuando la dejó de tomar, las cefaleas cesaron. Pero lo importante en su caso era que tomaba la píldora a escondidas de su padre, al que temía profundamente. A los ojos de aquel hombre, el sexo era tabú y era vergonzoso mantener relaciones sexuales fuera del matrimonio. Así pues, para ella, que no estaba casada, tomar la píldora suponía una vergüenza. Por otra parte, tenía poco deseo sexual y no era femenina. No tenía confianza en sí misma, se mostraba siempre temerosa de molestar, de existir. En ese aspecto, vemos una negación, un miedo a afrontar las cosas. Se borraba a sí misma. Cuando tomaba la píldora, entraba en conflicto activo con su padre. Cuando dejaba de hacerlo, pasaba a solucionar ese conflicto de vergüenza. En su caso, la cefalea estaba localizada en la parte alta del cráneo y a la altura de la sien izquierda, que es la localización del conflicto sexual.

Desde un punto de vista terapéutico, es importante ser consciente de las **negaciones**; esas personas deben ser conscientes del estrés, aceptar sus emociones y sus conflictos internos.

Con frecuencia, es necesario llevar a cabo un trabajo sobre las creencias. En efecto, se trata de personas que aceptan mal sus límites, que quieren superarse. En la base de sus creencias, a menudo encontramos culpabilidad: «Me tengo que liberar, porque tengo que cumplir mis deberes».

Las migrañas extremadamente violentas, muy dolorosas, en las que las personas que las sufren no pueden soportar la luz ni el ruido, son migrañas de conflicto activo. A veces, se trata de personas que no quieren afrontar la realidad, la verdad, que simboliza la luz. Hay algo que no soportamos ver, oír, porque no tenemos respuesta, solución. También está el miedo a ser visto.

Es importante consultar al médico, seguir su consejo, ya que determinados dolores son debidos a la compresión provocada por un edema cerebral y, en determinados casos, eso puede resultar dramático. La intervención médica o quirúrgica es, en ocasiones, crucial.

LA PRUEBA PSICOBIOLÓGICA DE LA VERDAD: LA CRISIS ÉPICA

La prueba psicobiológica de la verdad es una prueba biológica, a nivel psíquico, cerebral y orgánico. Esta prueba puede entrañar síntomas psíquicos y orgánicos, pero los síntomas cerebrales son los más sensibles, y pueden presentar un peligro.

Lo más habitual es que esta prueba se corresponda con el paso preciso de la segunda a la tercera fase de las enfermedades. En cierto modo, se trata de una pequeña cantidad de ortosimpaticotonía (estrés) durante la parasimpaticotonía (reparación). Como hemos visto (véase *El cuerpo como herramienta de curación*, Ediciones Obelisco), cuando una persona ha solucionado su conflicto, entra en un período de reparación de su cerebro, su cuerpo, su psique. Esta reparación se lleva a cabo entre otros medios mediante procesos inflamatorios y edemas. Puede ocurrir que el edema cerebral se vuelva peligroso, a causa de la compresión que provoca. Por ese motivo, la naturaleza ha «inventado» esta prueba, que es una crisis, hasta cierto punto comparable a una mano que exprime una esponja para sacarle toda el agua que contiene. Para eliminar esa agua del cerebro, la solución consiste en desarrollar una ortosimpaticotonía, una nueva fase de estrés.

El estrés se vivirá a todos los niveles de lo que hemos denominado tripolaridad biológica.

El programa de fondo de la biología es el de la supervivencia. La reparación puede matar o dañar las neuronas, o incluso el cuerpo, si el conflicto activo ha durado demasiado tiempo. En ese caso, estamos ante una cuestión de tiempo. Al permitir esta crisis, la biología ha previsto un perfeccionamiento de su programa de supervivencia. Esa reacción del cerebro que inicia la expulsión del edema vuelve a poner el cuerpo en tensión, reactiva la vida. En ese momento es cuando se emplea el máximo de fuerza, en el punto álgido del edema cerebral, en lo más profundo de la relajación; esta prueba suele sobrevenir por la noche (esa vagotonía cotidiana), cuando las personas se hallan en el punto álgido de la reparación. Se puede ver esa crisis como una prueba de verdad, una verificación: ¿**se ha resuelto realmente bien el conflicto?** Esta prueba es el punto de inflexión hacia la recuperación de la normalidad (normotonía).

Así pues, la fase de reparación puede ser peligrosa, sobre todo para los órganos procedentes del ectodermo, y en caso de conflicto repetitivo. El propio organismo detiene entonces el edema cerebral que amenaza con asfixiar una parte del cerebro y con paralizar su funcionamiento. Ésa es la reacción del cerebro para curarse. **Ésa es la crisis épica.**

En ese momento, aparecen signos de estrés: manos frías, fatiga que puede llegar a ser extrema, sudores, insomnio, dificultad para respirar, náuseas, convulsiones, problemas de visión, cefaleas. Los síntomas son diferentes en función de la localización del edema cerebral.

Si se encuentra en el córtex motor, el paciente sufrirá calambres, contracciones musculares. Con frecuencia, existe el riesgo de que se produzca hipoglucemia, con pérdida de conocimiento, ya que la glucosa, el alimento principal del cerebro, se consume entonces en grandes cantidades.

Al final de esta crisis, que puede durar varios minutos o varias horas, la persona elimina el agua que estaba en el cerebro. Por ese motivo, orinará mucho.

Esta prueba de la verdad puede aparecer justo después de la fase de curación, pero también mucho tiempo después de la misma. Si es la primera vez que solucionamos ese conflicto, la crisis aparecerá varias semanas después. En cambio, si una persona cae muy a menudo en el mismo conflicto (conflicto recidivante o conflicto en equilibrio), esta prueba estará cada vez más cerca del paso a la curación, hasta tal punto que puede acabar por sobrevenir al cabo de unas horas o incluso unos minutos después de ese episodio.

En todas las enfermedades encontramos esta prueba de la verdad, que tiene una forma diferente en función de su localización cerebral y, por lo tanto, en función de la vivencia. Un ejemplo de esta prueba es la crisis de epilepsia, pero hay otras. Puesto que esta prueba es una ortosimpaticotonía en la vagotonía, podemos imaginar que las crisis de epilepsia se producen en la fase de conflicto activo. A veces, puede ser contigua al shock.

EPILEPSIA (GRAN MAL)

ÓRGANO AFECTADO

Sistema nervioso motor, cerebro.

VIVENCIA DEL CONFLICTO BIOLÓGICO

Existen **dos tipos de crisis:**

✓ **demasiado estrés:** la crisis evita la muerte a causa de un exceso de simpaticotonía. Se trata de un mecanismo de socorro de urgencia cuando el estrés es demasiado fuerte en un sujeto temeroso víctima de una intensa emoción. Esta crisis aparece el día del estrés. Se acompaña de una necrosis suprarrenal. Se trata de un coma de recuperación.

✓ **demasiado edema** por demasiada vagotonía (peligro cardiorrespiratorio); la crisis vuelve a provocar estrés y evita la muerte. Existen **dos contenidos en el mismo conflicto:**

• **miedo**, un miedo terrible, por ejemplo (área cerebral que rige la laringe).

• conflicto de **motricidad**, córtex motor (*véase* con detalle en «Parálisis»). El mismo proceso se produce en el caso de:

• conflicto de miedo: a la muerte, al cáncer, a lo que se tiene en la nuca, un conflicto central de miedo absoluto, de no poder hacer una cosa enseguida…, con los siguientes signos orgánicos:

• nódulos en el cuello, manchas redondas en los pulmones…;

• afectación motora;

Esos miedos son reproducibles en todo momento, ya que existen recidivas frecuentes: primero fase activa, después curación, por lo tanto epilepsia, a continuación fase activa, etcétera. En cualquier momento, existe el riesgo de sufrir una recidiva con un acontecimiento en el que la vivencia tenga que ver a la vez con el miedo y la motricidad. Por ejemplo: miedo a ir al colegio; sentimiento de no querer ir pero tener que ir.

La importancia de la crisis varía en función de:

✓ la duración;
✓ la intensidad del conflicto.

Cuando sobreviene la solución o la vagotonía de cansancio (plazo de seis meses) de estos dos conflictos, se crea en el cerebro un aumento del edema en ambas zonas y el cerebro ordena una reacción simpaticotónica para «expulsar» el edema; se trata de la **crisis de epilepsia** (que, si se vive mal, puede provocar estrés).

Epilepsia: muerte aparente, palidez, malestar. En el momento de la crisis, los riñones dejan de funcionar. El pez que está fuera del agua da coletazos ante la muerte (fase clónica de las extremidades inferiores). Se producirán tantas crisis epilépticas como sean necesarias para resurgir desde el fondo de la fase de curación y caminar hacia la normotonía. Así pues, un solo SHOCK importante puede, en fase de reparación, causar varias crisis epilépticas. Puesto que la crisis epiléptica es peligrosa, el cerebro desconecta, se produce una pérdida del conocimiento. Después, el cuerpo se vuelve a conectar en la fase de curación.

Tratamiento provisional: solucionar uno de los dos conflictos.

Tratamiento total: solucionar los dos conflictos, aunque estén en equilibrio.

Crisis de epilepsia: hay que saber si se trata de una recidiva.

➤ Ejemplo

- Alguien revive su conflicto en sueños; el despertar supone detener el conflicto, es decir, la curación, y entonces sobreviene la crisis.

Epilepsia significa estar sin control, echarse encima, verse sorprendido.

Resumen

Crisis de epilepsia: se revive el conflicto para comprobar si la solución es buena. Es la hora de la verdad.

Los síntomas son los de la fase de estrés. De hecho, la hora de la verdad viene justo después de la crisis de epilepsia. Los escáneres cerebrales de los epilépticos y de las personas con experiencias cercanas a la muerte son parecidos (hay que asegurarse por los síntomas de que se trata de una epilepsia).

➤ Ejemplo

- El día de la crisis, la hija de la señora X tiene un accidente de coche y cae en una zanja que encuentra a su paso; experimenta mucho miedo. Ése no es el conflicto, es una falsa pista; dura poco, pero aun así se produce un exceso de estrés.

Hace unos meses, su madre padece cáncer, es desgraciada: «Mi nuevo esposo me pega», le confiesa. Quiere ir a ver a su madre pero tiene miedo de ese hombre, de sus reflexiones. No va a verla, pero se culpa de no verla más a menudo y, cuando la visita acude nerviosa, y esa noche, cuando vuelve, tiene la crisis de epilepsia.

Segunda crisis de epilepsia: cuando vuelve de visitar a su madre; aliviada, en fase de curación.

LOCALIZACIÓN CEREBRAL

Ectodermo.

En el **córtex** motor + otra zona cerebral relacionada con un conflicto de miedo.

PEQUEÑO MAL / SEUDOAUSENCIA

ÓRGANO AFECTADO

Cerebro, conciencia.

El pequeño mal es una epilepsia generalizada.

La seudoausencia es una crisis focal frontal o temporal.

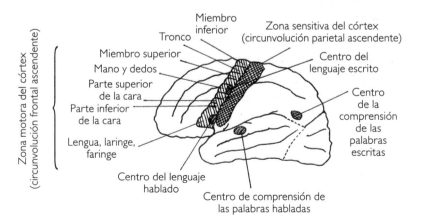

Localizaciones funcionales de la corteza cerebral.

Vivencia del conflicto biológico

Existen dos contenidos en el mismo conflicto:

✓ Conflicto de amenaza de perder el propio territorio (córtex derecho).
✓ Conflicto de separación (córtex somatosensitivo).

Se manifiesta en el niño, o en el adulto, que no tiene derecho a crecer. A menudo, desaparece cuando se produce el aumento de las hormonas sexuales.

Fase de estrés

Nada de particular; a veces, se producen pequeñas ausencias.

Fase de curación

Ausencia: estar en la luna...

Cuando aparece la solución de esos dos conflictos, en el cerebro se produce un aumento del edema en ambas zonas y el cerebro ordena una reacción simpaticotónica para «expulsar» el edema; se trata de la crisis de ausencia. Después el cuerpo se vuelve a conectar, ya en la fase de curación.

Mientras estas dos localizaciones cerebrales no estén completamente cicatrizadas, existe el riesgo de sufrir una recidiva debido a un acontecimiento en el que entraría en juego esa doble vivencia.

➢ Ejemplo

■ Un paciente cuya esposa se va, llevándose al hijo común con ella. La solución se produce varios meses después. Ya durante la fase activa, el paciente presenta «ausencias». Asimismo, cuando se producen las crisis de epilepsia, vuelve a padecer esas ausencias que, como toda crisis epiléptica, pueden durar horas.

Localización cerebral

Ectodermo.

En el córtex somatosensitivo y en posición frontal derecha (área que rige los bronquios).

ESPASMOFILIA / TETANIA

«Me reprocho no haber hecho el movimiento justo para protegerme (síntoma a la izquierda), para expresarme (síntoma a la derecha)».

VAINA DE LOS NERVIOS

Vivencia del conflicto biológico

Conflicto de **contacto no deseado:** conflicto de dolor. El contacto se percibe y se vive como algo desagradable; resulta inoportuno e indeseable.

Es lo contrario al conflicto de separación.

Principio

El estímulo sensible se vive bien, pero es «absorbido» por los neurofibromas. Esas excrecencias de las vainas de los nervios costituyen una especie de cedazo que permite que los estímulos sensoriales periféricos queden bloqueados y no lleguen al cerebro.

El conflicto de contacto más intenso y más indeseable **es el conflicto de dolor.** Cuando se produce un ataque doloroso (por ejemplo, cuando un objeto puntiagudo golpea la cabeza), el organismo puede desconectar la sensibilidad periférica de una región del cuerpo. El dolor desaparece al instante, pero también la sensibilidad de la zona.

LOCALIZACIÓN CEREBRAL

Ectodermo.
En el córtex postsensorial derecho e izquierdo.
Nervios sensitivos.

DOLOR

ÓRGANO AFECTADO

a) **Los nervios sensitivos de la piel.**
b) **Los nervios sensitivos del periostio** (envoltura de los huesos) inervan, al principio, el epitelio pavimentoso de la mucosa que existe a ese nivel. Cuando ésta ha perdido su función, cuando se está desarrollando en demasía, se atrofia. A la tercera o cuarta semana de vida embrionaria, aún se puede observar ese epitelio pavimentoso.

VIVENCIA DEL CONFLICTO BIOLÓGICO

a) Dolor: el conflicto de separación afecta al córtex somatosensitivo, ya que juega con la sensibilidad y el dolor. Una persona que experimenta conflictos de separación ve aumentada la sensibilidad cutánea durante la fase de solución.
b) Periostio: cuando damos un golpe a alguien sin querer, el SHOCK que produce **ese conflicto de deseo de separación, contacto no deseado, contacto doloroso,** se re-

gistra en el córtex postsensorial. En la fase de solución, se sentirá dolor en el periostio. La persona que haya recibido el golpe puede tener el mismo conflicto y, así, el mismo dolor en el periostio del lugar golpeado.

En ocasiones, estos dolores se confunden con reumatismos. Cuando un conflicto se registra en el córtex postsensorial, se produce una pérdida parcial o total de la memoria a corto plazo durante la fase activa.

Conflicto de separación con vivencia de brutalidad.

➢ Ejemplo

■ Una madre se ve superada ante su hija, que le muestra un boletín de notas deplorable. Se deja llevar por la cólera y le pega más fuerte de lo que desea. Desarrolla un conflicto de periostio y de motricidad. Después, en la fase de solución, sufre dolores en el brazo y una parálisis leve.

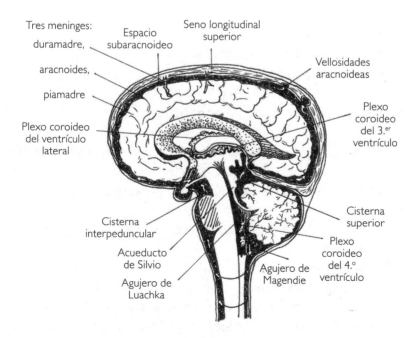

Circulación del líquido cefalorraquídeo.

LAS MENINGES

TRES CONFLICTOS BIOLÓGICOS POSIBLES

1. El más frecuente: «Tengo miedo por lo que pueda ocurrirle a mi cabeza» (mesodermo antiguo).

   ➤ EJEMPLO

   ■ El miedo a una enfermedad neurológica, psiquiátrica, a un parto, a la locura, a un tumor, a un problema raquídeo.
2. Puede tratarse de la fase final de la curación de la LOCALIZACIÓN CEREBRAL, a menudo de un conflicto de miedo; la meninge que se adhiere al córtex se inflama.
3. Conflicto de desvalorización y de territorio vinculado a la coloración de la zona cortical adyacente.
   Mesodermo antiguo para la duramadre.
   Cerebelo, córtex frontal.
   (Las meninges son envolturas protectoras del cerebro).

MÚSCULOS ESTRIADOS (ROJOS, VOLUNTARIOS)

VIVENCIA DEL CONFLICTO BIOLÓGICO

Conflicto de desvalorización vinculado a la actividad física, deportiva...
   El shock afectará a los músculos implicados en la desvalorización.
   Conflicto de desvalorización relacionado con el desplazamiento, el esfuerzo.
   Vivencia de impotencia.
   Agotamiento muscular, pérdida de peso = falta de agresividad.
   Tanto si somos un león como una gacela, todos necesitamos músculos, especialmente el león, para cazar las presas que serán su alimento; en el caso de la gacela, la hierba es más fácil de con-

seguir, pero tiene que huir. En cuanto al mono, estar musculado resulta menos útil, ya que lo atacan pocos depredadores y come sobre todo frutos.

En caso de conflicto por falta de agresividad, combatividad: agotamiento muscular, pérdida rápida de peso. «¿Qué sentido tiene luchar?» «**¿Qué sentido tiene muscular el cuerpo si estoy seguro de que siempre tendré las de perder?**»

➢ EJEMPLO

■ La señora X tiene una hernia inguinal.

—¿Le estaba permitido hacer esfuerzos?

—No, cuando era niña, eso estaba reservado a los chicos. Las chicas no nos movíamos. No podíamos hacer deporte, eso era para los chicos.

Así pues, no necesita abdominales, en una coloración, un tono de desvalorización ➡ hernia inguinal.

La consultante comprende lo que le digo. Quince días más tarde, le aparece una bola. Cree que es una hernia, pero en realidad esa bola es diferente; es la solución, la recostrucción del músculo.

MIOPATÍA

El tono exacto de este proyecto está relacionado con los movimientos efectuados en una noción de presente. La trasposición biológica es algo relacionado con la estructura del cuerpo que efectúa los movimientos: músculos de las piernas (marcha), músculos de los brazos (prensión), músculos del cuello (sostenimiento de la cabeza), músculo del maxilar (masticación), etcétera. En pocas palabras, tiene que ver con el sistema muscular.

En efecto, si el músculo funciona bien, se producirá contracción muscular y, así, movimiento, ya que el músculo se limita a reaccionar. El impulso surge del cerebro, pasa por el nervio motor, llega a la placa neuromotora y, gracias a los mediadores químicos, se contraen las fibras de actina y de miosina que hay en los músculos; es la contracción muscular. La única forma de detener el movimiento, cuando el mensaje está en el músculo, consiste en destruir el músculo. La persona sufre una miopatía.

La trasposición biológica es la siguiente: los movimientos no deben continuar efectuándose, cuando la orden ya ha llegado al músculo, puesto que el músculo es un efector puro. Así pues, se produce una miopatía.

LOCALIZACIÓN CEREBRAL

Mesodermo nuevo.
En la médula cerebral.

PARÁLISIS

ÓRGANO AFECTADO

Placa motora (entre el nervio y el músculo).
Nervio.
Cerebro.

VIVENCIA DEL CONFLICTO BIOLÓGICO

Contrariedad, oposición al movimiento.

✓ Conflicto de motricidad:
  • imponer un deseo irrealizable al córtex motor;
  • traba al pie.
✓ Conflicto de la **falta de iniciativa**, problema previo.
✓ Conflicto de no encontrar salida. «Ya no sé adónde ir». «Estoy paralizado».
  • de no poder escapar, seguir, encontrar una salida (piernas);
  • de no poder retener o rechazar (brazos-manos);

- de no poder evitar (musculatura de la espalda y los hombros);
- de no saber ya adónde ir (parálisis de las piernas).
✓ Para un diestro:
  - conflicto relacionado con la marcha (pierna derecha);
  - conflicto relacionado con los hijos que hay que proteger (pierna izquierda).
✓ Miedo de estar prisionero (bebé): parálisis infantil, pie zopo.
✓ Quiero tragar pero no puedo: parálisis del esófago.
✓ Espasmo de la cara: expresión emocional contrariada.
✓ Mano: querer atrapar y retener; autosatisfacción (Groddeck).

POLIOMIELITIS: conflicto de motricidad; atrofia de los músculos.

HEMIPLEJÍA

Criado por dos madres.

Impotencia. No tener fuerza suficiente en los músculos para luchar, para impedir el comportamiento de los demás, para evitar el desplazamiento.

➢ EJEMPLOS

■ SHOCK por no querer ir al hospital y tener que ir. Esa persona no consigue subir las escaleras.
■ Querer abofetear al jefe e impedírselo a uno mismo.
■ Querer escapar de un ascensor que se ha quedado bloqueado: ¡imposible! Enseguida aparece la parálisis en una pierna.
■ Vacunación ➜ pánico: queremos huir pero no podemos. Unas horas o unos días después, se produce la parálisis.

Consideraciones generales

La **trasposición biológica** consiste en detener la trasmisión incluso antes de que llegue al músculo, es decir, a la estructura que trasmite la orden al músculo, es decir, al nervio motor.

Si el músculo no realiza esos movimientos, no se contraerá, porque no le llega la orden. La trasmisión se detiene en el nervio; la persona desarrolla una esclerosis en placas, por ejemplo. Ésta es una situación de **PROYECTO**, mientras que en el caso de la miopatía se trataba de una situación de **ACCIÓN**.

Intentemos ver lo que le ocurre al lanzador de jabalina:

Tiene la jabalina en la mano y se prepara para lanzar. Corre, corre…Y, en un momento dado, inicia el gesto y efectúa el movimiento de lanzar. La jabalina volará por los aires, después caerá y se medirá la distancia recorrida.

Eso es la **ACCIÓN**. Se ha efectuado el movimiento. Si no quiero movimiento, puesto que ya ha llegado al músculo, hay que destruir el músculo. En efecto, si el músculo no se destruye, en cuanto llega la orden se contrae y se produce el movimiento. En ese caso, la orden de destruir el músculo se expresa por la miopatía.

Imaginemos lo siguiente: el lanzador de jabalina corre, corre, con la jabalina preparada, pero no inicia el movimiento de lanzarla. La información aún no ha llegado a los músculos. Eso da lugar a la **parálisis;** nos encontramos en el estadio de **proyecto**. Es la fase que precede a la del movimiento. Esta fase se expresa mediante la **esclerosis en placas.**

Todas las enfermedades se expresan en PROYECTO o en ACCIÓN.

Así, todas las enfermedades que provienen de los **remordimientos** son ACCIONES. Y todas las enfermedades que son producto del **miedo** son PROYECTOS.

➢ Ejemplo

■ «He empujado a mi compañero; por ese motivo, se ha caído al canal y se ha matado. Es mi conflicto, he sido yo quien ha hecho ese movimiento y es horrible. He de perdonarme algo que he hecho y eso es la ACCIÓN. Si no consigo perdonarme, la enfermedad, los remordimientos y la culpabilidad se quedarán en mi interior»: miopatía (o poliartritis, desaparición del cartílago).

ENFERMEDAD DE PARKINSON

Parkinson: ¿por quién doblan las campanas?

Miedo al futuro, a no vivir más, de modo que no acabamos las cosas.

Doble restricción motora.

Se trata de un conflicto relacionado con la motricidad que se vive en fases activas y en fases de solución, secuencias en bucle. Los temblores se dan en la fase de solución, pero el enfermo no llega al final de la solución y sufre una recidiva. Esas recidivas agravan progresivamente los síntomas. La enfermedad de Parkinson es una manifestación de vagotonía que, tras varias recidivas, difícilmente desemboca en la curación («enfermedad en equilibrio»).

El Parkinson corresponde a una crisis épica de curación; el gesto se repite demasiado. Es la enfermedad típica de la pareja de ancianos. La mujer hace el gesto de retener a su esposo cuando él se está muriendo; no quiere que se marche. La enfermedad empieza por ese gesto, que después se hace pese a resultar inútil. Por miedo a someterse al juicio de los demás, por ejemplo, la mujer detiene el movimiento y no llega hasta el final.

ESCLEROSIS EN PLACAS

Los mismos conflictos y elementos que en el caso de la parálisis. En ocasiones, se diagnostica a personas que, además, tienen problemas motrices y de vista por tener el nervio oculomotor dañado (diplopía, etcétera), lo cual significa que la persona ha desarrollado un conflicto de motricidad además de un conflicto de miedo-aprensión que altera el nervio óptico o la retina. Esos dos conflictos pueden o no tener relación con la misma situación.

La esclerosis en placas puede aparecer entre seis y doce meses tras el shock. En ese momento es una inflamación, una vagotonía; el sujeto no pelea, baja los brazos y puede aparecer una **isquemia cerebra**l. «Mi familia, no me permite tener proyectos de irme…, no motorizado, no permitirme».

Las restricciones son difícilmente aceptadas (conflicto infantil).

Está prohibido crecer, hemos de quedarnos como niños (no se puede dar la opinión). Identificado con los deseos de mamá: «Soy sus brazos, sus piernas» (satisfacemos el proyecto del otro).

A menudo, además:

Conflicto de separación, desvalorización e impotencia.

Conflicto de «rápido, rápido» (tiroides).

Desvalorización en el desplazamiento y la **verticalidad.**

Ejemplo: miedo a caer en el vacío.

Encontrar el síntoma por el que empezó la enfermedad: visual, de los músculos...

Tratamiento coadyuvante de la **esclerosis** en placas: **escleranthus** (flor de Bach).

> ➤ EJEMPLO

- Una joven es invitada por su tía a viajar a África. Está muy contenta por ir, pero la retiene un miedo-aprensión terrible a volar. Impone a su cerebro dos deseos contradictorios y sufre la parálisis de una pierna. Además, la solución del miedo-aprensión origina diplopía en un ojo.

Tics

Vivencia del conflicto biológico

Contrariedad en el movimiento.

Disfunción motora ligada a una gran emoción (a menudo sexual).

Distonía = amor prohibido.

> ➤ EJEMPLO

- Un padre prohíbe a su hijo que vea la tele durante las comidas. Le pone de espaldas a la pantalla (mientras que él está de cara). El hijo quiere ver la tele pero se lo impide a sí mismo por miedo. En cuanto habla de ello y toma conciencia, el tic desaparece.

TORTÍCOLIS

Querer girar la cabeza, por ejemplo **para mirar a alguien, y verse moralmente impedido para hacerlo** = contrariedad; enviamos al cerebro dos órdenes contradictorias.

Querer mirar y no mirar (sentirse impedido de mirar, por moral, timidez, vergüenza, etcétera); una parte quiere ir hacia delante y la otra quiere mirar hacia atrás o al lado.

Tortícolis: no podemos mirar en dos direcciones a la vez.

Desvalorización intelectual.

Distonía = amor prohibido.

Tortícolis espasmódica. Ejemplo: la cabeza gira a la izquierda, los músculos ya no la aguantan lo más mínimo.

Shock: se pelea con un empleado (de su padre) que es un vago; su padre no lo «aguanta».

LOCALIZACIÓN CEREBRAL

Ectodermo.

En el córtex motor frontal, circunvolución precentral.

El córtex izquierdo rige el hemicuerpo derecho y a la inversa.

ÁREA DE BROCA

ÓRGANO AFECTADO

Mando neuromotriz de las cuerdas vocales.

Vivencia del conflicto biológico

Conflicto de no poder expresarse.

Miedo de no hablar o de no atreverse a hablar.

Conflicto de no poder explicarse → mutismo.

Tener dificultad para hablar (como la esclerosis en placas: «Quiero y no puedo» o «Debo pero no quiero: ¡Di hola a la señora!...»).

Es el mismo proceso que en el caso de las parálisis (y, de hecho, en todos los conflictos «vivir la realidad es diferente a vivir según mis deseos»), imponemos a nuestro cerebro dos órdenes contradictorias.

Hablar y no querer (o no poder) hacerlo. Se trata de un conflicto sobre la motricidad de la palabra. La ley del silencio: no hay que repetir un secreto. Eso entraña una dificultad a la hora de expresarse, un **tartamudeo**, la imposibilidad de hablar claramente o un **mutismo** total.

Determinadas personas alían este conflicto al conflicto de motricidad.

Lo encontramos, por ejemplo, en enfermos de Parkinson.

TARTAMUDEO: añado tiempo y espacio al «habla»; el ancestro ha recalcado un mensaje...

Localización cerebral

Ectodermo.

Córtex izquierdo: área de Broca.

8

Oftalmología

El ojo, el órgano de la visión, se une al cerebro (córtex occipital) a través del nervio óptico. Se encuentra situado en la órbita, está protegido por los párpados y se mueve gracias a diversos músculos. Tiene forma esférica y está compuesto por varias capas de células: la interna, la retina, que recibe la imagen, y la externa, la conjuntiva. Se halla lleno de un humor (el humor acuoso), que se encuentra delante del cristalino, y el cuerpo vítreo, detrás del cristalino.

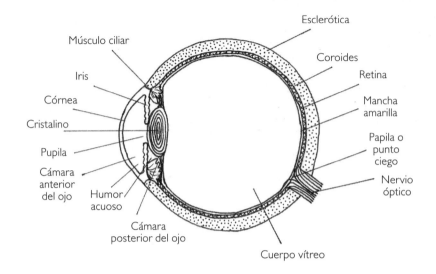

Globo ocular
(corte vertical anteroposterior).

GLÁNDULAS LAGRIMALES

ÓRGANO AFECTADO

Parte acinosa de las glándulas lagrimales.

VIVENCIA DEL CONFLICTO BIOLÓGICO

Querer atrapar con los ojos.

Miedo de no poder atrapar el momento, en el sentido de no poder ver lo que nos gustaría que sucediera.

Conflicto de no poder realizar algo que nos gustaría que sucediera, es decir, por no poder atrapar el momento visualmente.

Conflicto por no poder ver, NO VEMOS LA PAJA porque tenemos la VIGA EN EL OJO.

Está prohibido llorar, expresar los sentimientos, dejar que otra persona los vea.

➢ EJEMPLO

- La señora X sufre de «sequedad ocular». Su conflicto endodérmico le sobrevino cuando su madre le dijo: «Hay que esconder las emociones ante los demás». Ha experimentado
  una educación estricta; no hay que llorar, ni hablar, ni quejarse.
  Su madre llega incluso a censurar la tristeza.

  La señora X tiene un segundo conflicto, ectodérmico;
  para ella es importante ser bien VISTA, estar siempre impeca-
  ble, controlar plenamente las situaciones.

LOCALIZACIÓN CEREBRAL

En el tronco cerebral, a la derecha, dorsal.
Endodermo.
Para los canales de las glándulas: córtex, ectodermo.

EL OJO

ÓRGANO AFECTADO

Retina, cristalino…

GENERALIDADES

La orden se origina en el córtex visual occipital derecho e izquierdo.

Si ambos lados están activos al mismo tiempo, se produce un
vidriado particular: la paranoia o enfermedad de la persecución.

Siempre habrá que encontrar el acontecimiento central.

Cuando una mujer diestra da el pecho izquierdo a su hijo, la
parte derecha de la retina de cada ojo lo ve de cerca. Asimismo,
cuando siente miedo-aprensión a los acontecimientos cercanos,
se produce, en fase de estrés, una alteración de las hemicráneas

derechas o una contracción de los músculos oculares. Cuanto más cercanas son las recidivas, más importante es el edema de reparación, que a la larga se vuelve gelatinoso, y la visión disminuye, lo cual puede provocar un nuevo miedo. Después, durante la fase de solución, se daña la corteza.

Un temor intenso y duradero puede provocar un **desprendimiento de retina** en fase de curación y, en ocasiones, incluso la **ceguera**.

Los **niños** son más frágiles, ya que no poseen experiencia ni ningún otro filtro para protegerse. Así pues, el SHOCK golpea siempre con más dureza, más directamente, es decir, afecta al fondo del ojo, lo cual origina, por ejemplo, la **miopía**.

En ocasiones, los problemas de visión de los bebés sólo tienen que ver con causas mecánicas relacionadas con el parto.

VIVENCIA DEL CONFLICTO BIOLÓGICO

Miedo a lo que tenemos en la nuca, miedo a un peligro que acecha, que amenaza «**por detrás**» y del que uno no se puede deshacer.

Miedo con un fuerte componente de aprensión: «¿Qué (más) me va a pasar?», «¿Me quedaré paralítico, ciego, etcétera?». Eso TAMBIÉN puede costituir un conflicto de miedo a lo que hay en la nuca o a lo que ocurra en ella.

Así, por ejemplo, si tú le dices a alguien «Tiene un tumor cerebral aquí», señalándole la nuca, puede desencadenar un conflicto de miedo en la nuca.

El cerebro asocia todo cuanto está situado tras la córnea como algo que viene por detrás.

✓ El córtex izquierdo controla la parte izquierda de ambas retinas y se ve afectado por los acontecimientos lejanos.
✓ En cambio, los acontecimientos cercanos que costituyen un problema, que suponen una amenaza, un miedo-aprensión, afectan al córtex occipital derecho, que controla la parte derecha de la retina de ambos ojos.

De cerca, de lejos, se trata de la distancia física, pero también del tiempo.

EL OJO DERECHO memoriza, compara los rostros, observa a los amigos. Como el párpado, está relacionado con los niños, con los parientes, con la propia identidad: es mi hijo. Es el ojo del reconocimiento, de la afectividad.

EL OJO IZQUIERDO dirige el movimiento, observa a los enemigos, mira a lo lejos para disparar. Es el ojo de la defensa, del peligro.

EN EL CASO DE LOS ZURDOS, la correspondencia es a la inversa.

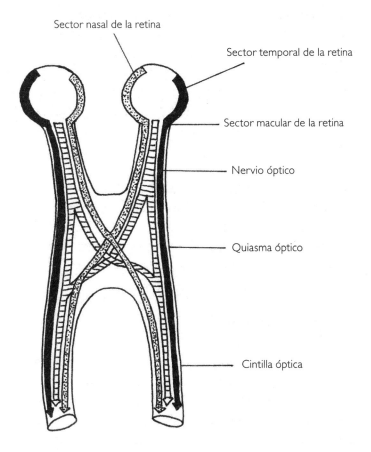

Disposición del cruce de las fibras de los nervios ópticos en el quiasma óptico.

Miopía

La miopía se debe a un alargamiento del ojo, debido a la recidiva. El foco óptico se halla delante de la retina, pues el diámetro sagital del ojo ha aumentado. Asimismo, ese alargamiento puede deberse a una contracción ligera pero permanente de los músculos oculares.

Conflicto de miedo cercano: «El peligro está cerca».

Es necesario ver muy bien de cerca, en detrimento de la visión de los acontecimientos lejanos. En ocasiones, existen recuerdos de agresión por detrás. Un niño teme la llegada de su padre alcohólico. Teme el gesto (la bofetada...) que se produce como consecuencia de la ingesta de alcohol. Eso significa: «Mi ojo derecho ha de ver muy bien de cerca». Así pues, el ojo derecho ha de enfocar de cerca perfectamente (para ver venir la bofetada y esquivarla en el mejor de los casos) y, por tanto, se fijará en la posición de miopía. Con frecuencia, se trata de una recidiva del conflicto de miedo a algo o a alguien cercano.

➤ Ejemplo

■ Un niño está en sexto curso; su padre está a sus espaldas: «¡Estudia inglés!», le dice. Es horrible. Veinte años después, nota el aliento de su jefe a sus espaldas; tiene problemas con ese jefe. Unas semanas más tarde, padece una disminución de la visión y desde entonces lleva gafas.

Hipermetropía

Definición: el foco óptico se encuentra detrás de la retina, debido a que el ojo es demasiado corto. Es necesario ver bien de lejos. Es el **centinela**, el **vigía.** Se trata de viejos programas biológicos de supervivencia, arcaicos, integrados en los pueblos y en determinadas personas. Resulta crucial no dejarse sorprender por el peligro.

Los trabajadores del campo **ven** una nube de polvo **a lo lejos** y tienen **tiempo** de ponerse a cubierto.

Miedo a los acontecimientos futuros, a las invasiones; el peligro viene de lejos (en el espacio o en el tiempo, es igual).

El ojo se acomoda de la manera más perfecta para ver en la lejanía.

Esto es lo que se programa en la hipermetropía para tener una visión de lejos muy eficaz. Puede acabar convirtiéndose igualmente en una pantalla de gelatina después de las repeticiones de conflictos de miedo-aprensión.

Podemos encontrar los dos tipos de conflictos. Así, en el caso del niño que mencionábamos antes, que también puede tener miedo a lo que le pueda suceder, encontraremos ambos fenómenos: miopía e hipermetropía (problemas en la visión de lejos y de cerca).

PRESBICIA

Conflicto: «El peligro está a lo lejos». «¿En qué me convertiré?».

Existe miedo, aprensión por el futuro, por mí o por los míos: «¿Qué haremos en el futuro? Todo está bloqueado…». Se trata de aprensiones-miedos lejanos, la biología trata el tiempo del mismo modo que el espacio. «Tengo miedo de ver la muerte, la jubilación, la enfermedad, la vejez, etcétera, y sé que acabarán llegando». Eso se percibe como un peligro vital, ineludible. En ocasiones, se hace patente la falta de proyectos para el presente, de modo que ya no se enfoca la vida hacia el presente sino hacia un futuro angustioso. «Me acomodo menos fácilmente que en otro tiempo».

«No voy a tener tiempo suficiente para llevar a cabo mis proyectos».

Inconscientemente, algunas personas tienen la intuición de que morirán a una edad determinada (por ejemplo, a los ochenta y cuatro años).Cuando superan la mitad de esa edad los cuarenta y dos años), se produce la presbicia, la imposibilidad de enfocar, provocada por la sensación de que el tiempo que queda es más corto que el pasado. El problema se integra en términos visuales. Es como si no viéramos el futuro en la lejanía.

AMBLIOPÍA

Disminución de la agudeza visual, sin lesiones orgánicas visibles del aparato ocular (ojo + nervio óptico + córtex occipital).
Conflicto: quiero unir lo que veo separado.

➢ EJEMPLO

■ Los padres de un niño quieren separarse y el niño quiere reconciliarles, quiere que sean como uno solo.

CEGUERA

Conflicto del avestruz

Cuando tiene miedo, el avestruz prefiere no ver nada y esconde la cabeza bajo la arena; allí todo es negro, no se ve nada, ¡ya no hay problemas! «¿Era necesario ver el día?». «¿Era necesario esconder mi presencia en el vientre de mamá?». En caso de que se sucedan demasiadas recidivas conflictivas, por lo tanto orgánicas, la vista puede disminuir de manera significativa.

ESTRABISMO, DIPLOPÍA

El estrabismo es un defecto de paralelismo, de convergencia, de los dos ejes visuales hacia el punto fijado, de modo que el sujeto sólo mira con un ojo. La parálisis de un músculo oculomotor hace que el músculo opuesto trabaje más. Se trata de un problema muscular que entraña una visión doble, la diplopía. Lo más usual es que el cerebro neutralice el efecto de doble imagen; sólo se ve con un ojo, la otra imagen queda suprimida.

¿Qué ojo se ve afectado? ¿El del afecto, o sea el derecho? ¿El del peligro, el izquierdo? ¿En qué lado se ha sentido el observador indeseable?

1. «Lo que yo veo no se ha de ver». El ojo se desvía para no ver. Hay algo que no ha de ser visto. Ejemplo: «Tengo miedo de que me vean en la cama con X o haciendo una locura». Lo ideal es disminuir la capacidad de vigilancia. ¡El otro ojo es el ojo del otro! Por lo tanto, la solución pasa por que el otro ojo se detenga.
2. La diplopía también puede sobrevenir durante una fase prolongada de estrés.
   ✓ Desvalorización en la mirada del otro; ataques múltiples.
   ✓ El peligro es tal que sería necesario ser dos para vigilar.
3. El campo visual se reduce debido al edema gelatinoso producido por una recidiva en la fase de curación. El ojo gira para que la zona sana de la retina esté frente a la pupila. La persona bizquea para intentar ver con la zona sana de la retina.
4. Estrabismo convergente: provoca una disminución del campo visual lateral y un aumento del campo visual local.

   ➤ EJEMPLO

   ■ Una mujer embarazada se concentra en el vientre, sea para anular el campo visual lateral (no quiere ver a los demás), sea para aumentar el campo visual central (ha de vigilar las reacciones de su hijo, sus movimientos, por ejemplo). Desde el momento del nacimiento, el niño puede padecer estrabismo convergente.
5. Estrabismo divergente: es el problema inverso, ya que, para vigilar el mundo exterior, hay que mantener un campo visual activo lo más extenso posible. Se trata de un problema de presa. De hecho, los rumiantes (cebras, gacelas y demás «alimentos de fieras») tienen siempre los ojos en los laterales.

NISTAGMO

Conflicto de los limpiaparabrisas

Se trata de movimientos del ojo oscilatorios, involuntarios y bruscos, en horizontal o en vertical. El ojo no se centra, sino que realiza un barrido incesante para observarlo todo. En cierta medida, es como una especie de «Parkinson del ojo».

«No puedo mirar de frente las cosas, el peligro procede de diferentes lugares».

Todo provoca estrés costante; la supervivencia está vinculada a la vigilancia del entorno.

«¡No sé adónde mirar!», ejemplo de un centinela en el campo de batalla.

«La supervivencia depende de mi equilibrio; he de mantenerme estable».

➤ EJEMPLO

■ Un hombre ha de tomar partido en la batalla que se libra en un bosque. Su ojo barre el terreno de punta a punta, sin pausa, para localizar al enemigo. A cada instante, ha de verificar el territorio en su amplitud total.

CRISTALINO

La opacidad del cristalino se denomina **catarata**.

Conflicto: «Me niego a ver lo que pasa delante de mis ojos, pero en cambio lo veo». «No creo lo que ven mis ojos». «Veo lo que no quiero ver». «No quiero ver lo que ocurre. Aún no hay peligro, pero es ineludible y prefiero retrasar el momento en que mi retina lo costate. Eso es la catarata, una barrera de cobertura para ralentizar, para impedir la entrada de información, para impedir que el agresor llegue a mí». «No quiero enfocar»: eso solidifica, provoca la opacidad del cristalino.

➢ EJEMPLOS

- «No soporto ver la evolución del mundo», pero eso no es vital, si no podría producir ceguera.
- «Siempre veo a mi hija con un extranjero, pero no quiero verla», por tanto, no necesito enfocar. Es el cristalino el que enfoca, de modo que se vuelve opaco y se produce la catarata.
- En este sentido, las personas de edad avanzada que no quieren morir, envejecer, enfermar, pueden desarrollar una catarata.
- Un perro al que su amo ha impuesto la presencia de un gato tiene una catarata.

LA RETINA

Localización cerebral

Ectodermo.

Córtex visual occipital e interhemisférico; lado izquierdo para la mitad izquierda de ambas retinas (y a la inversa).

Desprendimiento de retina

Conflicto intenso, imagen visual de estrés.

➢ EJEMPLO

- El niño que es atropellado ante nuestros ojos. El adulto, ante tal imagen de horror, se protege la vista.

  El niño de entre seis y ocho años no tiene este mecanismo de defensa propio del adulto. Permanecerá **fascinado** por las cosas horribles que vea. En el momento en que queda impresionado, el niño imprime esa imagen en su retina. Posteriormente, esa misma persona, con todo su estrés concentrado en la visión, sufrirá **un desprendimiento de retina**.

En fase de curación, no sólo se forma el edema inevitable en la localización cerebral del córtex visual, sino que a veces aparece un edema gelatinoso entre las capas externa e interna de la retina. Ese edema de curación puede provocar el desprendimiento de la retina.

Retinopatía macular

Se trata de la alteración de los capilares de la mácula (zona central de la retina).

Ver morir a un familiar. Dejamos de ver a una persona o una cosa, y esto ocurre de forma irreversible, definitiva, central (como en el enfrentamiento con la muerte).

Retinitis pigmentaria

Demasiado pigmento en la retina. La melanina se acumula en el fondo del ojo. Es el equivalente visual del melanoma: visión de horror. Se trata de una visión desagradable con manchas.

Por ejemplo: «Me encuentro a un amigo ahorcado, lo veo, es desagradable». «He visto que uno de mis padres engañaba al otro o hacía algo reprochable».

Daltonismo

Sentido biológico: consiste en no ver un color por la relación que tiene con un hecho que resulta estresante.

➢ Ejemplos

- La señora X es expulsada de Rusia por los «rojos» tras un baño de sangre. Tiene un pariente cercano alcohólico que bebe vino tinto. Rojo = horror, pánico. Su hijo es daltónico: no ve el color rojo.
- La señora X espera quedarse embarazada, no quiere ver sus reglas, la sangre oscura. Su hijo no ve el color pardo.

ENFERMEDADES PAPILOEDEMATOSAS

No discriminar los detalles.

DESMIELINIZACIÓN DEL NERVIO ÓPTICO

Neuropatía retrobulbar, neuropatía óptica, ulceración o glioma de los nervios ópticos.

«Quiero cortar, detener las informaciones visuales antes de que lleguen, no ver la mirada del otro o no ser visto».

CÓRNEA

QUERATITIS: ulceración, inflamación de la córnea, incluso herpes en la córnea; conflicto de **separación visual:** «Pierdo el contacto visual con mi preciosa novia». Y, además, conflicto de **contacto impuesto:** «... y yo estoy obligado todo el día a ver a mi sargento».

QUERATOCONO: alteración de la curvatura de la córnea, que toma una forma cónica. «No quiero que los demás vean lo que hay en mi interior». «No hay que ver desde el exterior lo que ocurre en el interior».

ASTIGMATISMO

La imagen es borrosa por un defecto de la curvatura de la córnea. «Me niego a ver uno de los aspectos de la realidad tal como es, quiero deformarla».

«Mi imagen ideal está lejos de la realidad. No es oro todo lo que reluce. Más vale no ver los detalles».

- «La imagen del padre está idealizada, pero yo no he de parecerme a él».
- «Quiero a mi padre, pero a la vez le detesto».

    Todo eso a menudo conduce de forma natural a un sentimiento de suficiencia: «No quiero contar más que conmigo mismo».

CUERPO VÍTREO

Catarata verde: es un problema parcial de la vista, como las anteojeras.

Miedo por detrás: depredador, agresor, sodomía, etcétera. La solución está en la huida, hay que correr sin dejarse distraer por lo que hay a los lados.

Localización cerebral: córtex frontal central.

GLAUCOMA

Debido a la presencia de un exceso de líquido, de humor acuoso, en la cámara anterior, así como de un exceso de cuerpo vítreo, se crea una tensión en el ojo, que se «globuliza»; es lo que se conoce como «ojo de buey», el glaucoma. Ese exceso de líquido actúa como lupa, de modo que se crea un efecto de lupa natural. «**Quiero alcanzar el objetivo, la salud, lo más rápido posible**».

Es necesario acercar las cosas, en el tiempo o en el espacio, ya que siempre nos retrasamos por poco, de modo que fracasamos aunque estemos muy cerca del éxito y, con un efecto de lupa, conseguiremos llegar.

Gran ansiedad en lo referente al futuro inmediato.

¿Qué cosa muy querida se le escapó a él o ella en la infancia?

«Existe un peligro detrás y el objetivo está muy cerca. Dos metros más y estaré a salvo; veo que se acerca el objetivo». «Siempre voy un poco tarde».

En fase de estrés, el glaucoma hace de lupa y acerca las distancias. Los depredadores tienen los ojos en el centro, como el hombre, y las presas los tienen en los laterales. A ello se debe que, en la huida, tengan demasiada tendencia a mirar a los lados, lo cual retrasa considerablemente la escapada. En circunstancias normales, su campo visual se amplía hacia atrás, pero para huir supone una pérdida de eficacia demasiado importante y, por lo tanto, una amenaza para la supervivencia de estas especies. Así pues, la naturaleza ha previsto el programa siguiente: el cuerpo vítreo se enturbia lateralmente en el segundo siguiente al conflicto «de ser perseguido», lo que supone una imitación de las anteojeras del caballo, que impiden toda visión lateral y obligan a la presa A NO MIRAR MÁS QUE ADELANTE.

Al dejar de recibir las imágenes que le llegan por detrás, la presa aumenta sus posibilidades de supervivencia. En cuanto está a salvo, el programa que ha enturbiado la visión deja de ser necesario y el cuerpo vítreo se convierte en foco de necrosis, allí donde antes se enturbiaba.

Ojo externo

Párpados

Conflicto de motricidad. No se puede ver y no ver a la vez.

➢ Ejemplo

- A la señora X «se le caen los párpados» a los dieciocho años: mediante la terapia se da cuenta de que siempre ha evitado ver que su padre da lástima, porque siempre ha deseado que fuera el padre ideal.

Blefaritis

Conflicto de visión manchada.

Conflicto de visión turbia. Se hace necesario lavar el ojo costantemente.

Se sufre una **blefaritis**, un **orzuelo** o un chalazión.

➤ Ejemplo

■ El señor X ve que en el periódico aparece la fotografía de un familiar suyo relacionado con un asunto deshonroso.

Chalazión

Conflicto de deshonor y de separación: «Está mal no volverle a ver».

Orzuelo

Conflicto de deshonor y de separación por algo que hemos mirado y nos ha hecho sentir sucios. Problemática vinculada con el matrimonio. Ejemplo: el amor adúltero de un antepasado mancha la memoria de la familia.

Mesodermo antiguo. Cerebelo.

Conjuntiva

✓ Conjuntiva:
  • Conflicto de separación.
  • No soportar ver lo que se mira.
  Con la solución, llega un escozor en los ojos, la conjuntivitis.

  ➤ Ejemplo

  ■ «Mi madre, de edad avanzada, va a someterse a una operación y tengo miedo de separarme de ella, de que muera».
✓ Pterigión: «Nadie me protege de lo que veo. Mis ojos se meten bajo un ala protectora».

9

Otorrinolaringología

La otorrinolaringología tiene por objeto el estudio de tres órganos:

El oído, compuesto de diversas partes: tímpano, oído medio, trompa de Eustaquio, oído interno.

La nariz, que incluye la mucosa de la nariz y de los senos paranasales, así como el olfato.

La laringe, la garganta.

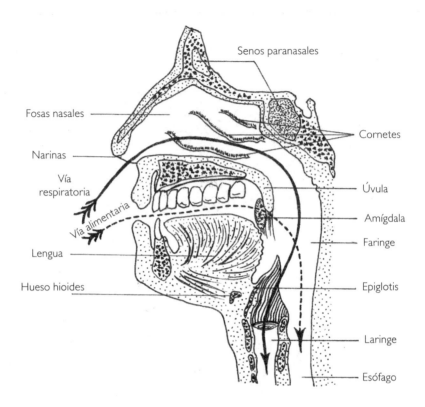

Senos paranasales

Fosas nasales

Cornetes

Narinas

Vía respiratoria

Úvula

Amígdala

Faringe

Vía alimentaria

Lengua

Hueso hioides

Epiglotis

Laringe

Esófago

Corte anteroposterior de la laringe, la faringe y las fosas nasales.

AMÍGDALAS

VIVENCIA DEL CONFLICTO BIOLÓGICO

Conflicto de no poder ingerir el pedazo.

Parte derecha: atrapar.

Parte izquierda: arrojar.

Miedo a no tener el pedazo entero.

Quiero atrapar el pedazo y no puedo (ejemplo: tiempo libre, coche, buenas notas), cuando estaba casi seguro de ingerirlo.

Acabaré atrapando el pedazo, pero se me puede escapar.

Angustia por no poder atrapar la leche, la madre, la seguridad. «Mi madre, su pezón, se me escapa; ya no puedo atrapar a mi madre».

Cuando la leche está en la boca, el niño se sabe **seguro, existe;** las amígdalas están costituidas de tejido linfoide, de modo que la tonalidad conflictiva, como la de todas las células del sistema linfático, es: desvalorización + angustia.

Relación de fusión oral.

Angina: misma etimología que angustia, **angor**: «**Cierro**».

➢ EJEMPLOS

- Desde hace unos años, la señora X siente interés por los lapones. Cuando tenía veinte años, con su nuevo novio, se traslada a Finlandia y, a 100 kilómetros del círculo polar, le pregunta si tiene ganas de ir a ver el círculo. «¿Para qué?», responde él. «El paisaje será igual. Ya hemos hecho 4.000 km, y ya tengo bastante». Ella no dice nada, sufre en silencio, desconcertada, con las ganas que tenía de llegar a aquel «pedazo» de tierra. Tres días después, da rienda suelta a su queja y a su deseo de ver el círculo polar. Al darse cuenta de lo importante que es para ella subir más al norte, su novio acepta. Al día siguiente, la señora X tiene una amigdalitis aguda con placas.

- La señora X tiene un sueldo bajo y varios hijos. Con el fin de poder comprar un regalito de cumpleaños para cada uno de ellos, trabajaba más para conseguir un dinero extra, aunque no sabía si la suma sería suficiente para su propósito. Sabía que «atraparía el pedazo» pero «¿se lo tragaría completamente?». Al llegar la fiesta, siempre tenía un flemón en las amígdalas (en su relato vemos que, en los momentos en que trabajaba más, estaba muy estresada por obtener la suma deseada).

LOCALIZACIÓN CEREBRAL

Endodermo.

En el tronco cerebral, lado derecho.

PALADAR

El **paladar mucoso:** en contacto con el pedazo pero sin poseerlo; conflicto de separación.

El **paladar óseo:** no tener la capacidad de atrapar el pedazo; conflicto de desvalorización.

Ejemplo: el señor X creía que le había tocado la lotería, pero se había equivocado en los números y no obtuvo ganancia alguna. Esa ganancia era un pedazo que el paciente prácticamente tenía en la boca, pero que no podía tragar. El señor X desarrolló un tumor en el paladar.

Paladar hendido: no tener la capacidad de llegar al pedazo porque es demasiado grande.

Velo del paladar: ronquidos.

O bien: «Pido socorro» (ronquidos al inspirar).

O bien: «Quiero alejar el peligro» (ronquidos al espirar).

LOCALIZACIÓN CEREBRAL

Endodermo.

En el tronco cerebral, lado derecho.

CAVUM

ÓRGANO AFECTADO

Nasofaringe.

VIVENCIA DEL CONFLICTO BIOLÓGICO

El principio es similar al de las amígdalas, pero no se desarrolla en el ámbito digestivo, sino en el olfativo y respiratorio.

Los niños se comunican con su madre a través del olor. En los valores arcaicos, el olor es un guía potente. «Quiero pasar por la nariz, por el olor, para reencontrar a mi madre, para tocarla». Queremos poseer algo, pero no podemos. «Quiero conseguir el olor de mi madre», porque mientras el bebé mama, huele el olor de su madre. «No consigo atrapar el olor de mi madre, del pecho, que significa la seguridad, la existencia (tejido linfoide)» (*véase* «Amígdalas»).

Por ejemplo: no consigo acercarme a mi compañera, que se ha mudado.

Este conflicto se da en el niño, en ocasiones en el adolescente o el joven adulto que procede del campo.

Faringe, parótidas, sublinguales, oído medio, vegetaciones adenoides. Conflictos cercanos en la vivencia: pedazo al que hay que llegar, que hay que tragar, sentir, saborear o escupir.

LOCALIZACIÓN CEREBRAL

Endodermo.

En el tronco cerebral, lado derecho.

LARINGE (*véase* también «Neumología»)

Conflicto: el mensaje no pasa y hay que hacerlo pasar.

Ectodermo.

Fase de estrés: tos nerviosa, alta.

Fase de curación: voz ronca.

➢ EJEMPLO

- Se reprocha haber cometido errores al hablar, tiene miedo de decir tonterías, se siente juzgado; está ronco, pierde la voz, se fatiga al hablar.

NARIZ: OLFATO

ÓRGANO AFECTADO

Placa amarilla.

Rama nerviosa olfativa.

Como ocurre con los oídos, no se puede cerrar la nariz. Sólo se pueden cerrar los ojos y la boca.

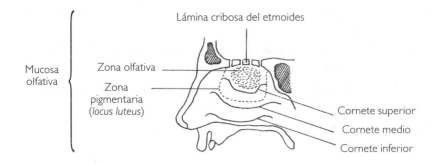

Pared externa de las fosas nasales.

VIVENCIA DEL CONFLICTO BIOLÓGICO

Conflicto olfativo, de no querer oler.

«¡Qué mal huele eso! ¡Qué peste!». Tanto en sentido literal como en sentido figurado. «Aquí está prohibido oler mal».

Miedo al futuro. O conflicto por estar separado del olor de alguien.

En el modelo animal, el olfato es un sentido crucial. Olemos una presencia intrusa e inmediatamente queremos atraparla para reencontrar nuestro estado interior de seguridad en nosotros mismos, que es: «Ya no se huele nada que resulte alarmante». Los olores nos indican la presencia de peligros, como los depredadores o el gas. Por nuestro olor nos arriesgamos a ser identificados, o detectamos la situación de nuestra presa, y reconocemos los buenos y los malos alimentos.

Así pues, se trata del impacto:

✓ de no querer oler,
✓ de pestilencia: trabajar en un lugar (o con una persona) cuyo olor no soportamos. Oler a gas estando en casa, etcétera.

Sentido biológico:
Es necesario atajar la información antes de que llegue al cerebro.
Conflicto olfativo y neurológico.

➤ Ejemplo

■ Cuando tenía ocho años, una niña desobedeció a su madre, quien la encerró en un armario: «¡No es justo! ¡Es una exagerada!». Esta situación la vivió en un ambiente muy estresante y lleno de cólera y miedo. Encerrada con los cubos de la basura, pensaba: «Qué mal huele», tanto en el sentido real como en el figurado. Es el conflicto programador de la nariz. Después de la toma de conciencia en nuestra sesión, ha recuperado su olfato sutil.

LOCALIZACIÓN CEREBRAL

En el diencéfalo.

NARIZ: MUCOSA

El conflicto del búfalo y la mosquilla.

FISIOLOGÍA

El olfato tiene numerosas funciones, entre ellas detectar:

✓ el alimento, las presas
✓ los mensajes sexuales (las feromonas)
✓ la identidad, la pertenencia al otro (aroma, olor corporal...)
✓ el peligro: el depredador, el gas tóxico, el humo...

«La sutileza imperceptible y sin embargo real del aroma lo relaciona simbólicamente con una eflorescencia espiritual y con la naturaleza del alma. La persistencia del olor perfumado de una persona tras su marcha evoca una idea de duración y de recuerdo. El perfume imprime de este modo una memoria olfativa en el sistema límbico afectivo. Discretas o molestas, obsesivas o impalpables, invisibles y sin embargo llenas de imágenes, familiares o inesperadas, las emanaciones, los efluvios, los aromas de sus fragancias mecen nuestras vidas afectivas y controlan el mundo de nuestras sensaciones» (Jacques Aime).

«El primer olor, de cabeza, no dura más que unos instantes; el segundo, de corazón, dura al menos cuatro horas, revela su esencia; el tercero, de fondo, que persiste todo el día, es su base sólida» (Jacques Aime).

VIVENCIA DEL CONFLICTO BIOLÓGICO

El intruso

«Quiero deshacerme del olor. ¡Ya no soporto más su olor!» y, por lo tanto, su presencia.

Un búfalo aún no ha visto a su rival, pero lo ha olido, y quiere expulsarlo por la nariz, atraparlo (querer expulsar = ectodermo). Resopla, estornuda. Se trata de un conflicto de **territorio.** «Huelo el peligro, al depredador, el olor de la leona». «Huelo la presa, la pieza de caza, un buen golpe». «Me huelo que... husmeo que...».

¿Qué están tramando? ¿Están hablando de mí? Paranoia olfativa.

«Me están ocultando algo; ¡se andan con **secretillos!**».

El cuervo y el zorro, **seducidos por el olor.**

Conflicto de **angustia:** «Huele mal por mi culpa».

Se trata de un conflicto de miedo/aprehensión que no tiene que ver con los ojos, sino con el olfato. El peligro está delante, a nuestro alrededor, pero no detrás; cosa que lo relacionaría con la retina.

«Quiero separarme del mal olor, que no me afecte. Quiero alejar el mundo que me rodea, disminuir mi olfato». Es frecuente en pacientes afectados por la enfermedad de Alzheimer. La memoria está vinculada al olfato y puede disminuir al mismo tiempo.

Conflicto olfativo y mucoso

Para **DIESTROS:** fosa nasal derecha = afectividad, fosa nasal izquierda = peligro.

RINITIS: separación de un gran peligro. Anticipación negativa de los problemas.

RESFRIADO: hay algo que me desagrada mucho o tengo una relación tensa con alguien. Se le añade una noción de inquietud vivida como intrusión. El resfriado es un edema mucoso: «Quiero estar separado del olor para rencontrar el contacto conmigo mismo».

EPISTAXIS: se trata de una especie de válvula que sirve para evitar una sobrepresión intracraneal. Miedo a la muerte (degollar a un animal).Ver derramarse la propia sangre tranquiliza: «¡Estoy vivo!».

Los edemas y las **COSTRAS NASALES:** quiero estar separado del exterior para restablecerme en paz.

➢ EJEMPLOS

- A la señora X se le tapa la nariz, unas veces un orificio y otras veces el otro: rinitis vasomotora basculante. Conviene saber que la narina derecha y la izquierda nunca funcionan al mismo tiempo, lo cual le sucede a todo el mundo. Cada tres horas, cambiamos de narina. Recibimos información por la narina derecha y durante las tres horas siguientes lo hacemos por la narina izquierda.

  El marido de la señora X le hace el amor y huele mal; cuando acaban, ella experimenta una disminución del olfato, pero no se le tapa la nariz. Cree que el perfume es igual a la presencia; o aún más, a la vida, que a su vez se corresponde con el olor. El fallecimiento de su primo a la edad de veinte años le supone un fuerte golpe emocional: «Ya no sentiré más su olor; ya no sirve de nada oler».

Al bloquear el olor, la señora X bloquea sus emociones; no huele nada, no siente nada. En nuestra sesión, se le destapa la narina izquierda. Lo que entra por la narina izquierda son las emociones.

Lo que entra por la narina derecha es la comprensión, el análisis.

Ante un peligro que debe comprender, bloquea la narina derecha.

Ante un peligro que debe sentir, bloquea la izquierda.

- El territorio de la señora X es la cocina. Su marido, con la mejor de las intenciones, entra en él, y ella no puede hacer nada para echarlo. Hace treinta años que quiere echarlo de la cocina, pero no osa decirle nada. Hace treinta años que la mujer padece **rinitis**, afección que desaparecerá definitivamente seis meses después de que la señora X tome conciencia del conflicto.

- A la señora X la incomoda ver pintar a pistola. Cuando tenía doce años, descubrió a sus padres asfixiándose, intoxicados por las emanaciones inodoras, incoloras y silenciosas de una estufa. Al ver la pistola, revive la vivencia: «en alerta para sobrevivir».

Localización cerebral

Ectodermo.

En profundidad sobre la cara basal de lóbulo frontal izquierdo para la mitad derecha de la nariz, y viceversa.

En la parte posterior de la localización del oído interno en el cerebro.

SENOS PARANASALES

La mucosa de los senos paranasales es una prolongación de la mucosa de la nariz. La localización cerebral y el contenido del conflicto son muy cercanos. La función de los senos paranasales es:

- ✓ aligerar el hueso,
- ✓ adaptarse a la presión barométrica externa (como la trompa de Eustaquio, en el caso del oído medio), adaptarse a una atmósfera nueva.

VIVENCIA DEL CONFLICTO BIOLÓGICO

Conflicto de hediondez: «Este asunto huele mal». En sentido real y figurado.

Conflicto de miedo frontal y olfativo.

Miedo a una amenaza (a sabiendas o no) vaga, disimulada, latente: «A mí me huele mal», sin comprenderlo del todo ni preverlo.

Conflicto en un contexto jerarquizado de quienes, sumisos, carecen de información, sufren y **huelen el viento** a diferencia de quienes saben y deciden según su voluntad.

Miedo-aprehensión por alguien que se encuentra al lado.

Miedo frontal = senos paranasales.

Miedo por detrás = retina.

PÓLIPOS: su realidad biológica, su función, consiste en aumentar la superficie de intercambio con el mundo exterior. Y puesto que, con frecuencia, en las enfermedades humanas, el exceso supera el objetivo inicial, la presencia del pólipo provoca un descenso del olfato.

Se trata de un conflicto de hediondez: «¡No es posible que huela tan mal!». Ejemplo: el hijo de un pastor huele muy mal y, en el colegio, pasa vergüenza; él querría que los demás no notaran su olor. Se ve afectado por un voluminoso pólipo nasal.

➢ Ejemplo

■ La señora X padece una sinusitis alérgica desde que tenía nueve años (ahora tiene cuarenta). Por otro lado, tiene problemas con la jerarquía y monta en cólera con facilidad. Cuando tenía nueve años, cambió de colegio, fue a vivir con una tía autoritaria y severa, se separó de sus padres y se quedó aislada, abandonada (hija única); desarrolló un herpes zoster (= apartada). Es la apestada, la excluida y, sobre todo, a causa del zoster, **tiene miedo de perder** un ojo, y la vista: inicio de la sinusitis que se repite cada invierno. Una sesión de una hora y estará curada.

LOCALIZACIÓN CEREBRAL

Ectodermo.

En profundidad, sobre la cara basal del lóbulo frontal izquierdo hacia la mitad derecha de la nariz, y viceversa. En la parte posterior de la zona de localización del oído interno en el cerebro.

Los huesos propios de la nariz

Conflicto de desvalorización en el marcaje de mi territorio.

Uno no puede, o no sabe, oler cómo la agresión se acerca a su territorio.

Desviación del tabique nasal

«Mi vida está mal **compartimentada.** Mezclo el terreno laboral con el afectivo. Por ejemplo, quiero que en el trabajo todo el mundo me quiera, o estudio a mis hijos, la vida de mi mujer, para hacer de ella una obra, etcétera».

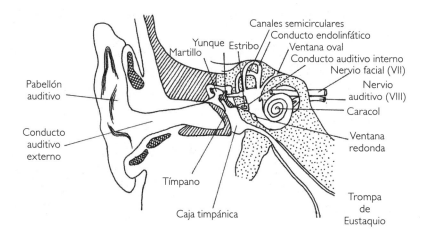

Anatomía del oído (corte vertical trasversal).

OÍDO INTERNO

VIVENCIA DEL CONFLICTO BIOLÓGICO

Por cantidad:

CONFLICTO DE SEPARACIÓN: se nota la falta de suficientes palabras amables, explicaciones o silencio, acufenos. Demasiado silencio: acufenos; «El silencio es insoportable».

«Elimino el ruido exterior para oír los sonidos interiores»: música de Beethoven.

CONFLICTO DE AGRESIÓN: demasiados ruidos, hipoacusia; conflicto de no querer oír. «No doy crédito a mis oídos»; costruirse un muro de silencio, hacerse un caparazón y meterse dentro de él.

Por calidad:
«Esto no es lo que yo deseaba oír».

«No soporto oír cosas desagradables».

Se trata de palabras o ruidos que superan nuestra capacidad de escucha.

213

Este conflicto de audición ectodérmica es un **conflicto de territorio.**

Resulta insoportable haber perdido el territorio propio u oír cómo el rival penetra en él.

Otosclerosis

Peligro de muerte por un gran ruido que deja sin respiración.

Por ejemplo: ataque de grisú, de gas, un tren que se desplaza a toda marcha. Cada vez encontramos el sonido muy fuerte, así como un desplazamiento.

➤ EJEMPLOS

- **Hipoacusia:** la señora X ha vivido en un piso en el que, con frecuencia, bien entrada la noche, oía mucho ruido en casa de sus vecinos de arriba. A pesar de sus quejas, el vecino continuaba haciendo ruido.
- La señora O es dura de oído porque, durante cerca de ocho años, su esposo ha protestado mucho y le ha gritado frecuentemente a su nieto, al que ambos cuidaban en su casa.
- Una mujer que, en el trascurso de una conversación, se entera de que su marido la engaña: «¡No me creo lo que oigo!».

LOCALIZACIÓN CEREBRAL

Ectodermo.
En posición temporooccipital.

OÍDO MEDIO

ÓRGANO AFECTADO

Mucosa del oído medio.

Vivencia del conflicto biológico

«No he podido captar la información por el oído».

Conflicto de no poder atrapar el pedazo. Este conflicto data de la antigüedad embriológica, es decir, del tiempo en que el oído medio y la boca no eran más que un «gaznate».

Conflicto relativo a una falta de alimento o al exceso forzoso (el cerebro considera el contexto de cantidad de alimento con respecto a la necesidad, pero no diferencia entre demasiado y demasiado poco).

En el caso de los niños, no poder «atrapar el pedazo» significa más bien no querer hacerlo de ese modo (o no poder, o tener miedo de, etcétera).

Por cantidad:
✓ tener que comer demasiado de una sola vez
✓ No poder comer hasta saciar el hambre

Por calidad:
✓ pasar del pecho al biberón, comer con la cuchara y tirarlo todo, comer con la nodriza…

Conflicto de no haber podido captar una información auditiva importante.

Conflicto: no tener suficiente relación con la madre tiene una repercusión digestiva/auditiva.

Quiero recuperar la vida intrauterina, recupero la vivencia intrauterina para eliminar el miedo.

Observación sobre la enfermedad

La audición: en el cerebro, existen dos localizaciones:

✓ Una en el córtex, la que se ocupa de los matices y reconoce a las personas.

✓ Otra en el tronco cerebral, la que se ocupa de reconocer los ruidos indiferenciados. Como, por ejemplo, un ruido relacionado con el pedazo. Ejemplo: «Desde que me despidieron, ya no oigo el ruido de las máquinas; y desde que dejé de ganar dinero no tengo nada que comer».

El pedazo puede ser un embarazo. Y si el embarazo llega, llega también la curación: **mastoiditis.** Lo afectado no es el hueso, sino los tejidos que lo rodean. El revestimiento interior es de un tejido como el intestino (la mastoides es un hueso neumatizado que contiene tejido endodérmico).

Casi siempre se trata de un conflicto que nos afectó en la primera infancia. Los niños no saben protegerse del estrés tan bien como los adultos.

➢ Ejemplos

- Dos personas realizaron el esfuerzo de seguir un régimen en virtud del cual se privaban, entre otras cosas, de golosinas. Cuando veían cosas buenas sobre la mesa, sufrían un estrés intenso. Cuando dejaron de hacer régimen, ambas desarrollaron una **otitis.**
- Un bebé en el momento del destete.
- **Otitis:** a menudo en las guarderías, ya que el niño quiere un juguete pero no lo puede coger; no hace más que oír «¡No!».

Localización cerebral

Endodermo.
En la parte derecha dorsal del tronco cerebral.

TROMPA DE EUSTAQUIO MUCOSA

VIVENCIA DEL CONFLICTO BIOLÓGICO

Oído derecho: conflicto de miedo a no poder atrapar el pedazo, el amor de la madre, la madre.

Oído izquierdo: estar inundado de información que hay que escuchar.

Se trata de un territorio de cloaca primitivo muy arcaico. «No puedo digerir la información vital, nutricional».

La trompa de Eustaquio se encuentra entre la boca y el oído medio. La trompa tiene pulsaciones cada minuto. Está vinculada a la deglución.

➢ EJEMPLO

■ «El día de Año Nuevo me pongo enfermo, de modo que empiezo un régimen severo y vivo como un conflicto biológico el hecho de no poderme comer los ricos pasteles que traen mis amigos. En cuanto me encuentro mejor, me los como, y entonces me zumba un oído durante dos horas».

LOCALIZACIÓN CEREBRAL

A la derecha dorsal del tronco cerebral.

TROMPA DE EUSTAQUIO MUSCULOSA

ÓRGANO AFECTADO

Músculos blancos obturadores de la trompa.

Vivencia del conflicto biológico

Primer nivel: «Sufro por mi oído medio y por lo que pueda contener, de modo que lo mantengo cerrado».

Segundo nivel: conflicto de tener miedo a hacer daño a alguien que percibimos por el oído (ejemplo: la voz de mamá).

Tercer nivel: «Cuando me acerco a mi madre, tengo miedo; me protejo del miedo a mi madre, que quiere protegerme».

Otitis media serosa: el oído se tapa para disminuir la audición. «No quiero oír, quiero volver al vientre de mi madre, al líquido amniótico, recuperar esas sensaciones, esos ruidos acuosos».

➢ Ejemplo

■ El señor X sufre dolores durante una inmersión a 5 metros de profundidad, un dolor insoportable, grita en el descompresor, no remiten fácilmente. El método de Valsalva se revela ineficaz; parece que tragar le ayuda un poco.

El oído medio está lleno del primer vínculo con la madre: su voz. «La protejo, no quiero que le pase nada malo; sufre, está enferma; papá le grita, le pega; quiero protegerla, no quiero que sufra, y mi trompa de Eustaquio no se abre bajo el agua, se queda cerrada, rechaza todo contacto con el exterior».

Cuando el terapeuta Jean-Jacques Lagardet le dice al paciente: «Tienes miedo de hacer daño a tu madre», se encuentra con dos reacciones:

✓ Surge una emoción incomprensible (hace nueve años que la madre falleció).

✓ Una sensación de liberación en el oído izquierdo (femenino); el método Valsalva obtiene el «clac» habitual.

Localización cerebral

En el cerebelo derecho e izquierdo.

VÉRTIGO

VIVENCIA DEL CONFLICTO BIOLÓGICO

En ocasiones, se deben a:

✓ Un conflicto del oído interno: «No soportamos oír una cosa».
✓ Un conflicto cuyo origen está en el cerebelo en fase de curación (esos vértigos se calman cuando nos sentamos).
✓ Una falta de referentes (y de padre). «He perdido mis referentes».
✓ Un conflicto relacionado con la motricidad de las piernas.
✓ **Miedo al futuro: frente a uno, está la nada, ¡y estamos obligados a avanzar!**

VÉRTIGO DE POSICIÓN: el vértigo sobreviene cuando el sujeto se acuesta, o cuando se inclina hacia delante, ya que en ese momento se produce un desplazamiento anormal de los otolitos; es el equivalente a una esclerosis en placas vestibular debida a una pérdida del referente vertical.

VÉRTIGO DE MÉNIÈRE: HIDROPSIA. La olla exprés. Se trata de un aumento de la presión de los líquidos en el oído interno.
Los síntomas son: pérdida de la audición, acufenos, vértigo. Existen tres conflictos (*véase* cada uno de los tres síntomas).

➢ EJEMPLO

■ A la señora X se le ha diagnosticado vértigo de Ménière con pérdida de audición y vómitos. Tiene numerosos conflictos con sus superiores, que no la escuchan. Ya no tiene ganas de oír las palabras que la contrarían.
Siempre hay que gritar. Hacerse oír resulta duro.
Es idealista, aspira a la armonía, a un mundo mejor. Se cierra, se tapa los oídos para no oír.
Conflicto: quiere proteger a su madre de los problemas.

Al traerla al mundo, su madre estuvo a punto de morir y estuvieron tres meses separadas.

Fin de la primera sesión: la señora X tiene más energía, menos vértigos, y éstos son menos violentos, más espaciados; su cabeza está más despejada. Aún tiene otro problema: ¿qué dirección tomar, hacia qué futuro encaminarse? (Se trata de un conflicto de las glándulas suprarrenales).

En la infancia: uno no habla de sus problemas, escucha a los demás, se impregna de las vivencias de los demás y se calla. Hablar de uno mismo no está bien, es algo vil, despreciable.

A los trece años, su padre le dio una paliza; ¿cuál sería su destino? Padres modestos, con poco dinero. Se hace banquera. A los veintiséis años, su marido tiene deudas.

A los cincuenta y dos años, la mujer desarrolla el síndrome de Ménière.

Mal de los trasportes

Desacuerdo entre dos fuentes de información.

Dificultad para reajustar dos referentes. Por ejemplo:

- ✓ mundo interior (imaginación, lectura) y mundo exterior (realidad);
- ✓ lo que controlo (conduzco mi coche) y lo que no controlo (al otro);
- ✓ papá y mamá...

Por ejemplo: «Leo un libro en el que todo es estático y veo que a mi alrededor las cosas cambian; hay diferencia entre lo que dice papá y lo que dice mamá; entre lo que veo y lo que quiero, etcétera».

10

Neumología

El aparato respiratorio tiene como misión garantizar la trasformación de la sangre venosa en sangre arterial, es decir, enriquecer la sangre con oxígeno y eliminar el dióxido de carbono. Ese intercambio se produce en los alvéolos pulmonares, que están en contacto con los bronquíolos, a los que siguen los bronquios, la tráquea y la laringe, el órgano en el que se produce la fonación, la emisión de sonidos. Los pulmones están protegidos por las dos finas capas que costituyen la pleura.

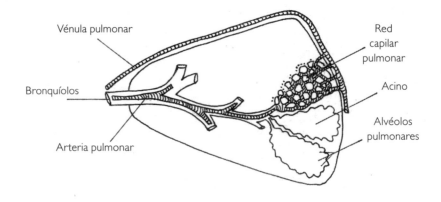

Vénula pulmonar

Red capilar pulmonar

Bronquíolos

Acino

Arteria pulmonar

Alvéolos pulmonares

Lóbulo pulmonar.

PULMONES

ÓRGANO AFECTADO

Alvéolos.
  Glándulas mucosas bronquiales.

VIVENCIA DEL CONFLICTO BIOLÓGICO

Conflicto de miedo a la muerte, miedo arcaico a la asfixia, miedo visceral (difícil de calmar).
  Miedo arcaico a morir, a no poder continuar respirando (el aire costituye un pedazo de vida, el soplo de oro).
  En el fondo, miedo de perderse en «su propio territorio» o en «el último territorio».
  Hay que captar lo positivo: el oxígeno, la vida.
  O eliminar lo negativo: el dióxido de carbono, el humo, la muerte.
  Miedo por uno mismo: muchas manchas en los pulmones (imagen radiográfica de suelta de globos).
  Miedo de que otra persona muera: una sola mancha.

Miedo a una muerte dolorosa: varias manchas en la parte alta de los pulmones, cada vez más pequeñas conforme se desciende.

ÚLTIMO SUSPIRO

Si queda un poco de miedo, la persona tose. La muerte se vive siempre en términos respiratorios: «Exhaló el último suspiro».

La estructura que hace que el oxígeno entre en la sangre es el alvéolo pulmonar; para respirar más, quiero más alvéolos pulmonares. Los multiplico para que aumente la función respiratoria. Así pues, desarrollo uno o varios tumores, siempre situados cerca de los segmentos arteriales para que estén mejor vascularizados.

Lenguaje de los pulmones: «Desarrollo tumores y, así, cada vez más células para poder respirar más».

Tras el conflicto, el organismo crea células alveolares especiales para mejorar el intercambio de gases en los alvéolos (con el fin de captar más oxígeno). Los focos redondos que aparecen en el pulmón significan que el conflicto de miedo a morir ha durado demasiado tiempo, contrariamente a lo que sucede en el desarrollo fisiológico normal. El organismo ha excedido la producción beneficiosa.

➢ EJEMPLOS

■ El señor X tiene un tumor pulmonar; me dice que es una persona racional y difícil de convencer. Le explico las leyes biológicas y después le hago las siguientes preguntas:

—¿Tiene usted miedo a la muerte?

—Sí, desde enero tengo miedo de venirme abajo.

—¿Todo el tiempo o de vez en cuando?

—Todo el tiempo; lo pienso y no existe solución alguna.

SHOCK: en enero, está con su amante en el aparcamiento de una gran superficie. Por casualidad, el marido de ella les sorprende; ella le dice que se vaya y él huye.

Durante varios días, aparca a tres kilómetros de su casa, entra a hurtadillas sin encender la luz para que el marido de ella no le pueda ver. Seis días más tarde, ella le telefonea: «Escapa. Quiere matarte». Huye a casa de su exmujer: «No puedo hacer nada; no puedo defenderme para no perjudicarla a ella, ni quejarme a la policía» = SHOCK: conflicto de miedo a que mate también a su amante, no puede llamar a nadie ni actuar.

- El señor X oye que a su hermano le han diagnosticado sida. No puede dejar de temer que se muera.

LOCALIZACIÓN CEREBRAL

Endodermo.
A la derecha del tronco cerebral.

LARINGE

ÓRGANO AFECTADO

Laringe, cuerdas vocales, mucosa, músculos.
Tráquea.

VIVENCIA DEL CONFLICTO BIOLÓGICO

Conflicto de miedo terrible a un peligro completamente inesperado que le corta el aliento.
Reacción femenina, ya que un individuo masculino enseguida pasaría al ataque.
Mujer: agresividad verbal.
(Hombre: agresividad física).
Músculos: «No he podido gritar, miedo». «Quiero hacer pasar un mensaje».

Mucosas: el calderón, el relieve se experimenta en términos de separación.

Cuerdas vocales: conflicto de identidad sexual + miedo.

Zurdo(a): amenaza en el territorio.

➢ Ejemplo

■ La señorita X va en coche, a la derecha del conductor, cuando éste se sale en una curva. El coche salta al vacío, pero la caída queda amortiguada por los árboles. Sola, la joven sale del vehículo. Llega a un pueblo y no puede decir palabra. Pierde la voz durante días, hasta que elimina la impresión causada por el choque.

Localización cerebral

Ectodermo.
Córtex frontal izquierdo.

BRONQUIOS

Órgano afectado

Músculos y mucosa de los bronquios y los bronquíolos.

Vivencia del conflicto biológico

El conflicto del gorila

Conflicto de **amenaza del territorio.** El enemigo aún no ha irrumpido, pero el peligro es sin duda inminente (el gorila joven aún no ha invadido el territorio del gorila viejo).

Conflicto de miedo por perder el territorio propio, amenaza de pérdida del territorio, amenaza sobre la pareja.

Territorio amenazado (amenaza latente, aún lejana) o miedo de sentirse molesto, impedido para evolucionar en el territorio propio. «¡Me quitas el aire!».

Miedo a no poder huir o atacar: **músculos** de los bronquios.

Miedo a estar separado: **mucosa** de los bronquios. Si además existe el deseo de **retener**, se asocian problemas coronarios.

Si predomina el elemento **miedo**, afecta a los bronquios del lado izquierdo.

Si predomina el elemento **territorio afectivo**, afecta a los bronquios del lado derecho.

Puede tratarse de un conflicto relacionado con niños, un drama humano vivido por el hombre, es decir, el equivalente de la mama izquierda de la mujer diestra.

En el caso del **hombre**, el conflicto suele provenir del trabajo (consejo municipal, etcétera).

En el caso de la **mujer**, el conflicto suele venir de la familia.

Un diestro que desarrolla este conflicto (aunque haya desarrollado otros conflictos de territorio antes de éste), tiene un desequilibrio hormonal que le empuja a cambiar tanto de «tipo» de conflicto como de hemisferio cerebral (tanto por los conflictos ya activos como por conflictos ulteriores eventuales).

METÁFORA: cuando aparece un rival, el gorila hincha el pecho y se golpea el tórax para impresionar al otro; cuanto más lastima sus bronquios, más grave es la resonancia sonora. Después muestra sus colmillos, su agresividad.

ZURDO(A): miedo terrible.

La tos seca es síntoma de un espasmo de la musculatura bronquial, comparable al que se produce cuando la musculatura estomacal reacciona en un «digestivo»: «Rechazo al intruso, al extraño, la autoridad». Tos seca: no aceptación de…; no soporta…; rechazo de…:

✓ el humo del tabaco
✓ los demás
✓ restricciones en su espacio
✓ los intercambios, etcétera.

ENFISEMA

Hacemos estallar los alvéolos pulmonares. Se trata de un síntoma de una fase de estrés. Desvalorización vinculada a la capacidad pulmonar. Ejemplo: un deportista que se cree incapaz de lograr sus objetivos porque le falta el aire, el aliento. «Mi asfixia es algo crónico». Miedo de no poder respirar a causa de una enfermedad, de una anomalía.

➤ EJEMPLOS

- Un hombre desarrolló un conflicto recidivante de los bronquios porque su hijo no trabajaba en clase. Estaba muy preocupado por el futuro del chico. Cada vez que la situación escolar era manifiestamente desfavorable, experimentaba una recidiva. En este caso, el territorio de este hombre es su hijo; la amenaza, tiene que ver con su futuro.
- Correr el riesgo de perder un trabajo.
- Miedo a ser despedido.
- Tener un hijo susceptible de sufrir una enfermedad.
- «¿Dónde irá al colegio mi hijo?».
- **Bronquitis crónica:**
    Cuando la señora X entra en una habitación, su reflejo automático, inconsciente, es observar el volumen de la sala, dónde se encuentran las ventanas y comprobar si las puede abrir. Si es demasiado pequeña, siente la necesidad de empujar las paredes; así pues, ahonda sus bronquios. Cuando tiene bronquitis, teme que le falte el aire; se trata de un conflicto que se programa a sí mismo.

LOCALIZACIÓN CEREBRAL

Ectodermo.
Zona derecha del córtex frontolateral.

ASMA Y DISNEA LARÍNGEA

ÓRGANOS AFECTADOS

Músculos de los bronquios y/o de la laringe.

VIVENCIA DEL CONFLICTO BIOLÓGICO

Quiero y no quiero apropiarme del espacio que me rodea: asma bronquial.

Quiero y no quiero gritar, chillar, pedir ayuda: disnea laríngea.

Asma = disnea espiratoria (¡expiatoria!): bronquios; el aire al menos ha de poder entrar.

Disnea laríngea inspiratoria: laringe o tráquea; el aire ha de salir a cualquier precio (hemos de poder gritar).

Asma productiva: miedo a la muerte además de a la falta de aire.

Bradipnea espiratoria: para estar vivo no hace falta que me muestre que lo estoy.

Asma: prefiero mi aire al de los demás.

Asma: quiero lo que no es y rechazo lo que es.

Asma: el punto álgido de la crisis (como en la epilepsia) se produce durante la crisis épica.

La cortisona alivia el asma. El centro de **control de la corteza suprarrenal siempre se bloquea cuando hay un gran peligro vital** (cuando los dos cerebros son atacados). Entonces la necesidad de cortisona es muy grande, de ahí su importancia en el caso de un edema laríngeo con riesgo de asfixia (los corticoides son medicamentos, utilízalos con prescripción facultativa). La crisis asmática se mantiene por el miedo a que falte el aire.

- Cuando el señor X era niño, sus tíos y primos iban a su casa. Normalmente, su madre no le dejaba «vivir», le sometía, no podía moverse ni hacer ruido. En cambio, cuando sus primos iban a verlos, se les permitía todo: «toman posesión de mi territorio; ¡a mis primos se lo dejan hacer todo!».
    «Me niego a respirar su aire; y fuman». Desde aquel día, para él, el tabaco equivale a intrusión.
    «Quiero respirar aire bueno, pero no me llega».

LOCALIZACIÓN CEREBRAL

Ectodermo.
Córtex del hemisferio izquierdo y/o derecho.

PLEURA

VIVENCIA DEL CONFLICTO BIOLÓGICO

Miedo a un ataque contra la cavidad torácica, por ejemplo: «Tiene un tumor en el pulmón; hay que operarle».
Miedo visceral a lo que sucede dentro.
Miedo a lo que sucede «en la caja».
Miedo a que un golpe lastime los pulmones.
Miedo a que el cáncer de mama pase al pulmón.
Miedo a las metástasis torácicas.
Miedo a causa de un dolor en la caja torácica.
Miedo a tener un cáncer de mama.
«Velo a un muerto; lo lloro».
Conflicto del nido o drama humano interiorizado.

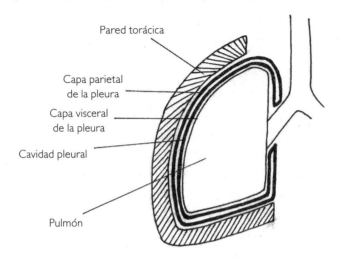

Pared torácica

Capa parietal
de la pleura

Capa visceral
de la pleura

Cavidad pleural

Pulmón

Disposición esquemática de la pleura.

NEUMOTÓRAX: «Alguien me ataca, me pone en un mal paso. Necesito espacio, libertad. Protejo del otro mi espacio interior, vital, con mi propio espacio (aire, tabaco, etcétera)».

➤ EJEMPLO

- El cirujano le dice al paciente: «¡Mañana le operaremos el pulmón!». Al decirlo, le muestra con el dedo la parte derecha de la radiografía. El paciente experimenta un ataque contra el tórax derecho, aunque el tumor se encuentre en la parte izquierda (la radiografía está a la inversa).

  El organismo busca protegerse contra el ataque construyendo un refuerzo en el interior de la pleura = mesotelioma. En este caso concreto, durante la fase de conflicto, se forma un mesotelioma de la pleura derecha.

LOCALIZACIÓN CEREBRAL

Mesodermo antiguo.
Cerebelo.

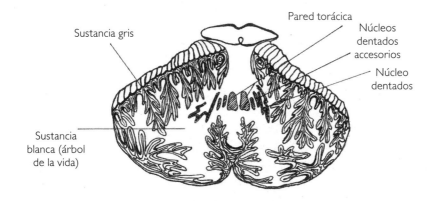

Sustancia gris

Pared torácica

Núcleos dentados accesorios

Núcleo dentados

Sustancia blanca (árbol de la vida)

Configuración interior del cerebelo (corte horizontal).

II

Nefrología

El aparato urinario tiene como misión biológica depurar la sangre y conducir los desechos hacia el exterior. Los riñones son los órganos que filtran la sangre. El riñón está costituido por tres partes de origen embriológico diferente:

- ✓ Los túbulos colectores de orina: endodermo.
- ✓ El parénquima (el glomérulo): mesodermo.
- ✓ El epitelio de las vías urinarias: ectodermo.

La orina pasa por la pelvis renal, los uréteres, la vejiga y la uretra.

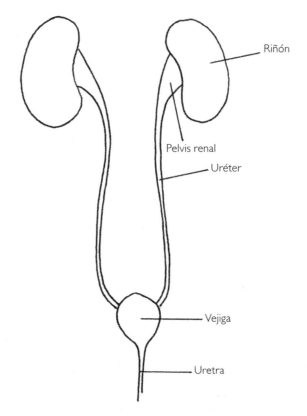

Riñón

Pelvis renal

Uréter

Vejiga

Uretra

Esquema del aparato urinario.

RIÑÓN: TÚBULOS COLECTORES

VIVENCIA DEL CONFLICTO BIOLÓGICO

Pérdida de los referentes.
   ¡Esto es demasiado!
   Conflicto de lucha por la existencia, en un contexto en el que lo hemos perdido todo. «Ya no tengo a nadie».
   Conflicto de los refugiados, inmigrantes, aislados, damnificados tras un bombardeo, una guerra, etcétera.
   Conflicto de encontrarse bruscamente **enfrentado a un vacío** social, familiar... «La tierra se hunde bajo mis pies».

Conflicto importante de desposesión en el que podemos decir que todo se viene abajo, tanto en sentido literal como en sentido figurado.

Pérdida de los medios de existencia. Conflicto «existencial».

Nos volvemos a encontrar ante el vacío, ya no queda nada, ya no quedan raíces. Conflicto por sentirse abandonado.

Con mucha frecuencia, los valores se hunden; el sueño se disipa (los padres se divorcian, el padre se da a la bebida, el padre tiene un hijo que no respeta los valores que se le han trasmitido, etcétera).

Asimismo, está el tema de no querer eliminar los líquidos.

➢ Ejemplos

- Lamentarse por haber «perdido la juventud con alguien o con algo que no valía la pena».
- «La vida es demasiado dura, demasiado larga, *esto es demasiado,* esto no es vida».
- ¡Hace demasiado tiempo que estoy enfermo! ¡Ya basta!
- Sentimiento de ser incapaz de afrontar el presente (tal cual es o cuando sobreviene una dificultad)..
- No se puede vivir más, ya no se tiene interés.
- En el desierto, el cuerpo se pone en anuria para detener la pérdida de agua, de ahí la reducción de orina. El individuo puede así sobrevivir.

SENTIDO BIOLÓGICO

Cuando nuestros ancestros lejanos, los peces, ya vivían en el agua, a menudo ocurría que un individuo era sustraído de ese medio y tenía que enfrentarse a la sequía, sobre la arena; es decir, su existencia se veía amenazada. El resultado fue que el organismo buscó la manera de retener el agua. Entonces, los túbulos colectores se bloquearon para impedir cualquier pérdida de agua en esos estados de urgencia vital.

Se trata de:

✓ un apego al medio (de agua) por el conflicto de lucha por la existencia (cuando se saca el pez del agua),
✓ un abandono; «la ola recoge a los demás, pero no a mí».

RIÑÓN: la guarida, el padre contento, el referente. El padre es el primer referente. El riñón se vincula muy a menudo al padre, a la energía de los antepasados. Para los chinos, el riñón está relacionado con los antepasados, con la energía ancestral.

Riñón derecho: *yang*/masculino.
Riñón izquierdo: *yin*/femenino.

GOTA / ÁCIDO ÚRICO: «No quiero perder ni una migaja, guardo hasta los desperdicios de la relación vital».

Revalorización ósea + fase de estrés de los colectores.

CÁLCULOS RENALES:
1 Conflicto de lucha por la existencia; permiten retener aún más líquido (endodermo).
2. «Alguien ocupa mi territorio y, en consecuencia, me resulta imposible marcarlo, delimitarlo» (ectodermo).

➤ EJEMPLOS

■ El señor X tiene cáncer de riñón. En 1991, cuando era apoderado de un banco, le atacaron en la calle; su familia fue retenida como rehén durante doce horas. Nunca atraparon a los ladrones. Entonces, experimentó numerosos sentimientos: impotencia, disgusto… Su conflicto: su familia se vio mezclada en ese asunto y él quería protegerla de todo ese mundo del dinero, de la chusma; en cambio, se vieron contaminados por la gangrena; sentimiento de derrumbamiento de los valores costruidos pacientemente a lo largo de toda su formación como padre. En 1995, su hijo se va de casa para hacer su vida: sentimiento de hundimiento. Su valor fundamental es la familia y, especialmente, la relación entre padre e hijo, como la que él tuvo con su padre.

- La señora X: **conflicto de desposesión.** Una señora se somete a una cirugía estética en el rostro, lo cual supone un golpe para su hermana gemela, quien ya no se reconoce, ya no hay raíz. Conflicto de desposesión; sangre en la orina, dolor, fiebre, enfermedad renal.

LOCALIZACIÓN CEREBRAL

Endodermo.
En el tronco cerebral, en posición ventral.
Homolateralidad entre el órgano y la localización cerebral.

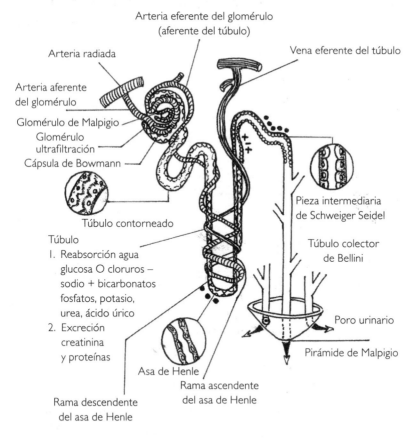

La nefrona: estructura y fisiología.

RIÑÓN: PARÉNQUIMA

Vivencia del conflicto biológico

Se trata de un conflicto de derrumbamiento + **LÍQUIDO.**
El calderón se encuentra bajo el elemento líquido.
Conflicto relativo al agua o a un líquido.
Conflicto por asociación con un problema de líquido.
Conflicto de miedo a causa de un líquido (avalancha, ahogamiento, etcétera).
Miedo al líquido como tal.
Conflicto, cualquiera que sea, en un lugar en el que hay un líquido (nieve, hielo, leche, aceite, plata líquida, petróleo, perfusión, alcohol, orina, líquido de diálisis, etcétera), a excepción de la sangre, que tiene que ver con las plaquetas o el bazo.

➤ Ejemplos

- La enfermera que tenía obsesión por olvidarse de administrar las gotas se encuentra ahora en diálisis.
- La inundación.
- La lluvia amenazante para el pastor.
- La quimioterapia, el mar, el alquitrán…

Hipertensión arterial (HTA)

✓ El conflicto de los líquidos afecta al glomérulo y provoca hipertensión arterial.
✓ Conflicto relativo a los líquidos + conflicto de injusticia.
✓ «Decepcionado del amor, cierro el corazón, me endurezco».

➤ Ejemplos

- Conflicto que se programa: el niño X tiene una burra que da a luz en un río y el borriquito muere enseguida, ahogado. El niño ha de ir a tirar el borriquito al vertedero cargándolo a la espalda. Desde entonces, se siente mal cuando se baña, tiene la impresión de que hay un muerto en el agua. Al recordar el acontecimiento, se siente mejor. Por otra parte, tiene miedo de que su corazón afloje, a causa de la hipertensión arterial que padece, antes de haber cumplido su misión: conflicto de pericardio.

- La señora X encuentra a su hermana ahogada en un pozo.
- El señor X visita a su padre para presentarle a su hijo y descubre que está totalmente borracho.

LOCALIZACIÓN CEREBRAL

Mesodermo nuevo.
Mesencéfalo.
Homolateralidad del cerebro y el órgano; las localizaciones cerebrales del parénquima renal no se cruzan: el riñón izquierdo corresponde al hemisferio izquierdo.

RIÑÓN: PELVIS RENAL

ÓRGANO AFECTADO

Pelvis renal, cáliz.

VIVENCIA DEL CONFLICTO BIOLÓGICO

Conflicto de marcaje de territorio distante.
Proyecto de marcar un territorio futuro, lejano.
Litiasis, cálculo renal, suciedades, piedras.
«No puedo estar en mi territorio». (Estoy con mis suegros, por ejemplo): concentración de orina.
Territorio en litigio.
Cálculo = me prohíbo. Calculo.

El espasmo puede producirse en el cáliz (en presencia de un cálculo).

Los cálculos se forman también a causa de una mala eliminación.

Cálculos: trepo a una pared para proteger el territorio del invasor.

➢ Ejemplo

■ Un molinero jubilado va paseando hacia su molino (territorio secundario, lejano). Da un paso en falso y tropieza. Por poco se cae al *torrente*. Se lo explica a sus hijos quienes, preocupados, le prohíben regresar al molino. Unos días más tarde, el hombre sufre unos espasmos horribles y no puede orinar. No encuentra los límites de su territorio lejano, ya no lo puede marcar.

Localización cerebral

Ectodermo.
Córtex temporooccipital derecho e izquierdo.

URÉTER

Vivencia del conflicto biológico

Se trata del mismo conflicto que en el caso de la vejiga; el matiz entre ambas localizaciones está aún por descubrir.

➢ Ejemplo

■ Un hijo fue a casa de sus padres con sus compañeros. La madre estaba contenta de acogerlos pero sufrió un shock, porque «traspasaron los límites». Se metieron incluso en su habitación, se sentaron en su cama a hablar. Cuando se fueron, la mujer desarrolló una infección de orina importante.

LOCALIZACIÓN CEREBRAL

Ectodermo.
Orden cruzada: la localización cerebral en el córtex temporal derecho rige sobre el uréter izquierdo; la localización cerebral izquierda rige sobre el uréter derecho.

VEJIGA: SUBMUCOSA

VIVENCIA DEL CONFLICTO BIOLÓGICO

Porquería en el territorio, mugre.
Conflicto relativo a un asunto poco limpio, a una «guarrada».

➢ EJEMPLO

■ La señora X se estresa cada vez que entra en casa y ve el desorden que se amontona sin que pueda tirar nada. No puede tirar sus libros, su vida es desorden. Una amiga le hace darse cuenta de ello y le provoca un shock; toma conciencia de las porquerías que tiene en su territorio. Se retira a un convento para descansar y se cura; todo está limpio. Inmediatamente empieza a orinar sangre.

LOCALIZACIÓN CEREBRAL

Endodermo.
En el tronco cerebral, en posición ventrolateral izquierda.

VEJIGA: MUCOSA

VIVENCIA DEL CONFLICTO BIOLÓGICO

El leopardo marca cada día, con su orina, un territorio de treinta kilómetros cuadrados aproximadamente. Orina: información sobre el celo; así pues, la connotación del conflicto puede ser semisexual.

Mitad femenina, vejiga derecha

Conflicto de no poder organizar el propio territorio y reconocer los límites del territorio. Conflicto de no poder determinar la propia posición, tener sus referentes. Cuando, súbitamente, el territorio deja de estar organizado como antes. Miedo a que el territorio pierda su organización.

A qué territorio pertenezco: apellido (conflicto de identidad vivido de forma vesical).

Mitad masculina, vejiga izquierda

Conflicto de marcaje de territorio. Conflicto de frontera (el aduanero, el guardián).

Los fosos del castillo fortificado. Problema de rivalidad.

ENURESIS

✓ Conflicto de separación brutal vinculada a la sexualidad (la orden del esfínter se da en el córtex interhemisférico).

Ejemplo para la niña: divorcio de los padres, «¡Papá ya no se ocupará de mí!», «¡Me siento apartada de mi padre!».

✓ Crisis épica de conflicto de marcaje de territorio (a menudo se dan ambas localizaciones, la masculina y la femenina).

✓ En la medicina tradicional china, el riñón está asociado a la emoción: miedo. En el caso del niño, si no ve que el territorio está asegurado por el padre, tiene miedo, se estresa; el esfínter (el músculo que cierra la vejiga) entra en simpaticotonía y se abre (en normotonía, está contraído).

➤ EJEMPLOS

- Suegros siempre en casa.
- Esposa jubilada, marido que se sube por las paredes.
- «Invades mi territorio».
- Nace un hermano.
- Conflicto del aduanero.
- La guardiana de la propiedad de un ciudadano importante no se siente en su casa. No para de pasear por el jardín. Nunca se siente en su casa.
- La señora X tiene una infección de orina desde hace dos meses, desde que su hija de veinte años (que se había ido de casa) regresó con ella, a su habitación de niña. Tras la partida de la hija (que la madre creía definitiva), la madre se había instalado en la habitación de su hija para pintar. Desde que su hija regresó de improviso, ya no puede organizar su territorio como antes y desarrolla una cistitis = conflicto activo, sin germen; orina a menudo para marcar su territorio.
- Es la historia de un señor de sesenta y cinco años al que su esposa dice: «Mira, vamos a poner tu escritorio y tu ordenador aquí, pero habrá que quitar esto, aquello...». Dos horas después, el hombre siente como unas violentas puñaladas en el bajo vientre. Durante el resto de la noche, tiene grandes dificultades para orinar y sufre unos dolores difusos y ligeros. Micción a las 23 horas, a las 00:30 y a las 2. Lo despiertan los vecinos a las 6 horas y tiene el bajo vientre dolorido. Y después, de modo insensible pero progresivo, aumentan los dolores.

    Se da cuenta de lo que ocurre, recuerda las palabras pronunciadas por su esposa y se lo explica con mucho tacto para no culpabilizarla. Se cura.

Localización cerebral

Ectodermo.
Mitad femenina: córtex temporooccipital izquierdo.
Mitad masculina: córtex temporooccipital derecho.
En el córtex postsensorial.

12

Reumatología

La osteología es la ciencia que estudia los huesos que sirven de sostén, de armazón de las partes blandas. En su interior, se halla la médula roja, donde se producen tres líneas sanguíneas: glóbulos rojos, glóbulos blancos y plaquetas. El hueso es un tejido conjuntivo, proveniente del mesodermo, costituido por sales minerales y dos tipos de células: los osteoblastos, costructores costantes del hueso, y los osteoclastos, que destruyen la materia ósea.

En la superficie del hueso, encontramos el cartílago articular, en el lugar de contacto entre dos huesos, y el periostio en el resto. Los músculos se unen a la superficie del hueso gracias a los tendones, mientras que los huesos se sostienen entre sí mediante los ligamentos.

GENERALIDADES

Vivencia del conflicto biológico

Siempre se trata de **conflictos de desvalorización.**
En función del matiz de la vivencia, afectarán:

Hueso: «No soy nada», «Me centro en mí, estoy estructurado sobre la nada, la ausencia, el vacío».

Médula ósea: lugar de fabricación de la sangre, lugar de paso de la vida, del oxígeno. Tiene que ver con el sentido que se da o se recibe de la vida, así como de los vínculos sanguíneos.

Periostio: conflicto de separación brusca de tipo estructural; conflicto de contacto no deseado.

Cartílago: desvalorización respecto al gesto.

Músculo: desvalorización vinculada al esfuerzo, la capacidad, la actuación; vivencia de impotencia.

Tendón: desvalorización de la acción en el presente. «Se considera que mi acción carece de valor».

Ligamento: «Por mucho que haga, no lo conseguiré». «En el futuro he de ser más fuerte».

Grasas: desvalorización estética.

Fase de estrés

Menos

Necrosis: úlcera, descalcificación, depresión hematopoyética.
La desvalorización va acompañada a menudo de un estado más o menos depresivo.
O tumor desfavorable.

Fase de curación

Más

Tumores favorables, hemorragia.
  Osteoma, excrecencia, relleno.
  Dolores profundos, sordos, que duran entre seis y ocho semanas tras la resolución real del problema.
  Infección bacteriana.

DESVALORIZACIÓN GENERAL

El tejido

Mesodermo cerebral.

Órganos afectados

Médula ósea, hueso, cartílago, periostio, tendón, ligamento, ganglio, grasa.
  Los huesos son lo más profundo y resistente de nuestro cuerpo. Alrededor de ellos está costruido todo, sobre ellos reposa y se apoya nuestro organismo. También son lo más duro, rígido y sólido que hay en nosotros, nuestros valores. En su interior está protegida la médula ósea.
  La médula ósea es el elemento central de nuestra estructura (a menudo representa la familia, los lazos de sangre).

Hueso

En caso de gran desvalorización: pérdida de la trama ósea con una descalcificación provocada por la falta de la estructura necesaria para la fijación del calcio. Con mucha frecuencia, la pérdida ósea es difusa, lo que da lugar a porosidad más que a orificios de bordes limpios. Pueden producirse aplastamientos vertebrales (Scheuermann, reumatismos, etcétera) o fracturas espontáneas en las costillas o en los miembros, o una descalcificación generalizada como consecuencia de un conflicto intenso.

Los dolores sobrevienen también en fase de reparación, de recalcificación, a causa del edema que se encuentra bajo el periostio.

VIVENCIA DEL CONFLICTO BIOLÓGICO

Grave conflicto de desvalorización de uno mismo.

«Estoy dolido hasta la médula».

«Me parezco a la nada, no soy nada, en el fondo de mí mismo no valgo nada».

Conflicto de desvalorización global: provoca una desmineralización de todo el esqueleto. La densidad ósea disminuirá proporcionalmente a la intensidad del conflicto experimentada.

A cada parte del esqueleto le corresponde un conflicto específico de desvalorización de uno mismo. Por ejemplo, en el caso de una mujer diestra, conflicto de desvalorización en la relación madre/hijo: «Soy una mala madre»; descalcificación de la cabeza del húmero izquierdo.

➢ EJEMPLOS

■ El niño que aún no es lo bastante consciente de sus posibilidades para tenerlo todo en cuenta puede desvalorizarse globalmente en situaciones como: rechazo real o vivido como tal (aunque no sea el caso).

■ «Mi madre (o mis compañeros) no esperan nada de mí; será que no soy demasiado bueno».

■ Puede tratarse de una fractura que después le desvalorice ante sus compañeros.

248

OSTEOCLASTOS

Los osteoclastos destruyen las células óseas viejas, los valores antiguos.

Así pues, la desvalorización es la no aceptación de los valores nuevos (que costruyen los osteoblastos).

LOCALIZACIÓN CEREBRAL

Se encuentra en el conjunto del cerebro y se trata del control cerebro/órgano (la orden que llega al omoplato derecho sale del hemisferio cerebral izquierdo, por ejemplo).

DESVALORIZACIONES ESPECÍFICAS: LOCALIZACIONES

GENERALIDADES

Los conflictos de desvalorización más específica provocan la descalcificación localizada de una parte del esqueleto.

Los conflictos profundos producen osteólisis, descalcificaciones importantes que, si el conflicto persiste, llegan a producir agujeros visibles en las radiografías.

Por lo general, fuertes dolores en el proceso de solución. El conflicto afecta a diferentes tipos de persona en función de la parte del esqueleto que esté descalcificada, como se indica a continuación.

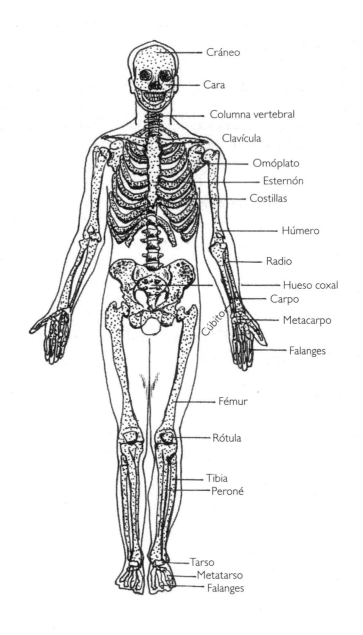

Cráneo

Cara

Columna vertebral

Clavícula

Omóplato

Esternón

Costillas

Húmero

Radio

Hueso coxal

Carpo

Metacarpo

Cúbito

Falanges

Fémur

Rótula

Tibia

Peroné

Tarso

Metatarso

Falanges

El esqueleto.

CALOTA CRANEAL

Conflicto de desvalorización intelectual.

> EJEMPLOS

- «No soy bueno en nada, soy un cero a la izquierda, ni siquiera puedo asumir mi trabajo».
- Nos han despedido y nos creíamos que éramos buenos.
- Varios casos de niños que ponen el listón demasiado alto en las exigencias escolares.
- Un padre carpintero, manual, primario, dice a su hijo: «De todos modos, no sirve de nada que seas inteligente; no hacer nada concreto no te dará de comer».
- La señora X tiene varios hijos, pero su primogénita lo es todo para ella. La hija decide hacerse cargo de un comercio en el pueblo. La señora X está orgullosa de su hija porque se trata de un comercio importante, incluso tiene empleados a sus órdenes. Un día: SHOCK, su hija se arruina y ha de despedir a los empleados. La señora X se identifica con su hija y desarrolla una osteólisis en la bóveda craneal (tenía a su hija en un pedestal).

CALOTA CRANEAL; TABLA EXTERNA: la desvalorización viene del exterior, de los demás.

TABLA INTERNA: la desvalorización viene del interior, de uno mismo.

HUESECILLOS DEL OÍDO

Son trasductores del sonido; costituyen el vínculo entre el aire y el líquido.
Desvalorización en la escucha.

- Una mujer enferma necesitaba que su hermana le limpiara la casa. Un día, el marido de esa mujer le dijo: «Tu hermana es clavada a ti; no sabe limpiar bien la casa». SHOCK: conflicto de desvalorización que dura diez días. Ha sufrido dolor durante diez días en los huesos del oído.

HUESO QUE RODEA EL OJO

Desvalorización por lo que vemos o deberíamos ver. «Debería haberme dado cuenta de ello antes».

BOCA: MANDÍBULA

Desvalorización vinculada con la palabra, con la expresión.
Desvalorización porque no nos sentimos escuchados cuando es importante expresarse.
Nos prohibimos expresar nuestra propia agresividad. Algo que nos resulta insoportable de decir. No hemos podido hablar (algo demasiado fuerte).
Conflicto de desvalorización por no poder **atrapar** el pedazo, o por no poder **retenerlo** una vez lo hemos atrapado.
Conflicto de desvalorización por no poder expresar el mensaje (de palabra, violencia, etcétera). El otro no dice nada en absoluto y, de repente, conflicto por sentirse aislado: «¡Hablar ya no tiene sentido!».
«Me reprocho no haber utilizado la expresión justa para protegerme (lado izquierdo), para exteriorizar mis sentimientos (lado derecho)».

➤ Ejemplo

- Un hombre brillante había confeccionado un plan de reorganización de una empresa. Cada vez que proponía su plan al consejo de administración, no lo ponían en el orden del día y no lo podía presentar para exponerlo. A causa de ello, el hombre se sentía muy desvalorizado. Estaba acostumbrado a que le escucharan durante horas, debido a su elocuencia. Pero aquel proyecto molestaba a la dirección.

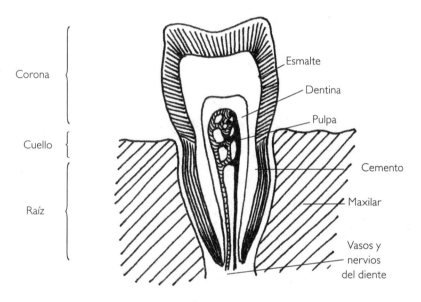

Estructura esquemática de los dientes.

DIENTES (DENTINA)

Localización cerebral

En la médula frontal del cerebro. Controlateralidad: cerebro/órgano.

Órgano afectado

Dentina, marfil.
    Dientes = velo del paladar.

Vivencia del conflicto biológico

Conflicto de desvalorización por no poder, por no ser capaz de morder, porque uno se siente muy débil; es el caso del perro teckel. (El San Bernardo es capaz de morder, pero no le está permitido hacerlo; ¡es el esmalte del diente!).

Matiz del conflicto:

Incisivo → cortar

Canino → dilacerar, sexual

Molar → triturar

➢ EJEMPLO

■ La maestra le tiene tirria y él no puede responder, no por educación, sino porque se siente más débil que ella.

DIENTES (ESMALTE)

Localización cerebral

Interhemisférica en posición frontoparamedial.

Órgano afectado

Esmalte de los dientes.

El esmalte es el resultado del endurecimiento de la mucosa bucal hasta convertirse en epitelio pavimentoso, engrosado y queratinizado.

Conflicto biológico

En virtud de la buena educación, de la moral, está prohibido morder: «Podría morder, soy capaz de hacerlo, pero no tengo derecho a hacerlo, ¡me han educado demasiado bien!». Es el conflicto que tiene el San Bernardo ante el teckel.

A menudo, se une a ese conflicto una desvalorización ósea de la dentina.

■ La señora X tiene una caries entre los dos incisivos superiores. Siempre tiene el mismo tipo de sueño: expresa agresividad verbal frente a diferentes personas. En la realidad, querría cantar las cuarenta a la gente, pero no puede hacerlo por la educación moralista que ha recibido. No quiere decepcionar las enormes expectativas que todo el mundo tiene puestas en ella; si lo hace, dará pena.

Se prohíbe mostrarse violenta, nota que le tiemblan las manos. En clase de primero, SHOCK: está en el colegio y se enfada con los alumnos hipócritas, melosos, que le toman el pelo. «Quiero decir que siento rabia pero no puedo expresarla porque tengo miedo de mi violencia»: comienzo de la caries, de los dientes amarillentos.

DOLOR DE MUELAS

Una mujer tiene dolor de muelas desde que empezó un régimen. Le gustaría devorar todo lo que ve, pero no puede hacerlo. Quiere atrapar el pedazo.

PULPA DENTARIA

«Está prohibido alimentar mi agresividad».

MUÑECA, MANO

Conflicto relacionado con la destreza.

Manos: mismo conflicto. No conseguimos hacer algo (limpiar, escribir), falta de destreza manual.

Desvalorización por no poder asumir una función, un papel, una tarea. El peso de la función es demasiado

grande para asumirlo, de manera que se niega para continuar viviendo.

➤ EJEMPLO

■ El niño, obeso no reconocido, va a clases de tenis desde hace dos años. Siempre está entre los primeros puestos. En invierno, engorda mucho y tiene menos éxito.

En diciembre, la monitora de tenis le regaña tres veces: «Pero ¿qué haces? ¿Ya no sabes servir?». SHOCK. El obeso se aburre en el tenis, se siente desvalorizado delante de sus compañeros. Se encierra en sí mismo, tampoco va a las carreras de ciclismo con ellos, no sale casi nunca.

En julio, su madre, que no conoce toda esta historia pero le ve triste, le regala un ordenador para su aniversario. El obeso no reconocido está muy orgulloso. Enseguida su compañero y otros niños van a verlo y le envidian por lo que puede hacer con él. El niño gana confianza. A finales de julio, le duele la muñeca izquierda. Sus padres piensan que se la ha torcido. A finales de agosto, le duele mucho más y la tiene un poco inflamada. En la radiografía, le encuentran un osteoma (curación de la osteólisis).

CODO

Conflicto relacionado con la utilización del brazo.
Desvalorización vinculada al trabajo.

HOMBRO IZQUIERDO (PARA DIESTROS)

Conflicto de desvalorización de la propia imagen como padre.
Desvalorización en las relaciones madre-hijo (o persona a la que se quiere como a un hijo).
Conflicto de identidad en un marco determinado, relacionado con la persona con quien tenemos el vínculo. Soy una mala

madre, padre, hijo, hija. «Soy una mala madre o un mal padre, o un mal hijo ante mis padres» (cabeza del húmero izquierdo).

«No he podido retener bajo mi ala a alguien cercano». Igualmente, puede tener relación con un violín (¡violines!).

> ➤ EJEMPLO

■ Una madre experimentó un SHOCK al enterarse de que existía el riesgo de que su hijo repitiera curso. Se reprochaba no haberse ocupado lo bastante de él porque llevaba a cabo demasiadas actividades voluntarias además de trabajar. «Como madre, no he estado lo bastante atenta al trabajo de mi hijo». Varios meses después, experimentó la solución al aceptar que su hijo repetiría, ya que se dijo: «Volverá a empezar y eso acabará siendo beneficioso para él». Durante varios meses, sufrió mucho dolor en el hombro izquierdo. El médico le dijo que tenía una periartritis. Todo terminó bien, sin consecuencias negativas.

HOMBRO DERECHO (PARA ZURDOS)

Conflicto de desvalorización de la propia posición social, o del estado matrimonial, o de la posición que se ocupa entre los hermanos.

Conflicto de identidad como marido, mujer (sin connotación sexual) o trabajador.

Desvalorización respecto a otras personas (con mayor frecuencia, pareja o colegas). «No soy un buen esposo, una buena esposa, un trabajador apreciado, un buen alumno» (cabeza del húmero).

Desvalorización por no haber retenido bajo el ala a alguien cercano.

> ➤ EJEMPLOS

■ El señor X se entendía bien con su jefe y decidió acogerse a la jubilación anticipada. El jefe contrató a un joven para sustituirlo. Durante los meses en que el joven estuvo en período de formación con el hombre, cada vez que se presentaba un problema laboral, el jefe siempre daba la razón al nuevo empleado. El señor X tenía un gran conflicto de desvalorización, puesto que ya no se sentía apreciado por su jefe. Sufrió una gran descalcificación del hombro derecho.

- Desvalorización que sufre un anciano al que han retirado la presidencia del comité de fiestas del pueblo.
- El señor X ha desarrollado una descalcificación de la cabeza del húmero derecho como consecuencia de una desvalorización por no haber cumplido las grandes expectativas que sus padres depositaron en él: «¡Soy un mal hijo!». Es zurdo.

ESTERNÓN

Desvalorización estética (ejemplo: relacionada con el busto), o vinculada a algún elemento que está en contacto con el esternón.

La papada y el cuello son la expresión del conflicto del esternón: desvalorización estética.

Desvalorización del carisma. El esternón tiene forma de espada, representa nuestra arma interior, que blandiremos frente al adversario cuando hinchemos el pecho y que esconderemos cuando tomemos una actitud reservada, con los hombros echados hacia delante.

➤ EJEMPLOS

- Las mujeres sufren descalcificación tras la ablación de un pecho.
- No hemos podido estrechar a nuestro hijo contra nosotros.

COSTILLAS

Son las persianas del corazón (Claude Nougaro).
Portalones, rejas de lo emocional, del corazón.

Desvalorización en el terreno afectivo o estético (cerca del esternón).

Las costillas simbolizan a los miembros de la familia.

Los antepasados tienen relación con las costillas superiores.

Los descendientes, con las inferiores.

Los hermanos, con las costillas centrales.

Desvalorización por el hecho de «no sentirse lo bastante querido».

Costillas: protección.

Costillas inferiores = hijos

Costillas superiores = padres

➤ EJEMPLO

■ La señora X presenta un conflicto activo de desvalorización ante la idea de que le amputen las mamas y desarrolla una osteólisis justo detrás de éstas.

RAQUIS

Desvalorización central de la personalidad relacionada con el órgano inervado. Ejemplo: L5 o L5-S1 = desvalorización sexual. «¿A quién, a qué atraigo?». «No estoy **a la altura**».

Pérdida del **eje** vital.

Las vértebras están regidas a partes iguales por cada hemisferio cerebral.

DISCO INTERVERTEBRAL

Gran edema bajo el periostio.

El disco tiene su propio conflicto: conflicto de desvalorización más ligero que en el caso del hueso:

✓ conflicto por no estar a la altura en el trabajo;

- ✓ apoyarse en uno mismo como en un cojín: no puedo apoyarme en mí mismo, no me quiero;
- ✓ he de hacer de amortiguador entre dos seres queridos que discuten.

HERNIA DISCAL

Con frecuencia se debe a recidivas del conflicto de desvalorización que corresponden a la problemática emocional de las dos vértebras implicadas. El edema de curación hace que el disco se abombe. Distensión del periostio en el canal raquídeo a causa de un edema de curación.

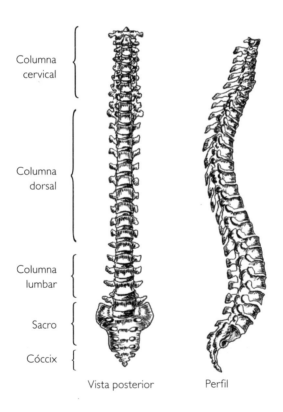

Columna cervical

Columna dorsal

Columna lumbar

Sacro

Cóccix

Vista posterior   Perfil

Columna vertebral.

Raquis cervical

Localización cerebral: en la médula frontal.

Vivencia del conflicto biológico

Doblar el cuello, estar obligado a bajar la cabeza de vergüenza, capitular. Injusticia, humillación escolar, jerarquía... Desvalorización moral (querer la paz, la libertad).

Cervicales superiores (C1, C2, C3): «Estoy meditabundo, querría ser otra persona, tener otra situación que me otorgara más valor». Se trata de un conflicto menos instintivo que los demás.

Cervicales inferiores (C7): conflicto de injusticia o de sumisión. Nos doblegamos al yugo. Es el conflicto del siervo frente al señor, la picota.

➢ Ejemplos

■ Una chica, la señorita Train, lleva una minerva; es bailarina y busca trabajo. Hace seis meses que lleva esa minerva.

ANAMNESIS: mayo de 1996. Hace una audición para un trabajo. Baila bien, gusta, pero finalmente no consigue el trabajo. Unos días más tarde, una profesora le pide que haga danza moderna. Ella no tiene ganas, pero aun así lo hace. La profesora le pide que haga un movimiento determinado en el que ha de girar la cabeza; la señorita Train no quiere hacerlo, no le gusta que la dirijan, pero se somete y repite ese mismo movimiento de cuello veinte veces seguidas. Al día siguiente, tiene un tortícolis muy importante, causada por un conflicto motor (el tortícolis es el resultado de un conflicto de desvalorización en una situación en la que se desea efectuar dos movimientos contrarios simultáneamente). Se siente humillada = cervicales. Conflicto en equilibrio: al hablar de ello, se le llenan los ojos de lágrimas.

- Dolores en la parte superior de las cervicales y en la calota.

La señora X: «Me duelen las piernas y no tengo ningún problema físico palpable. Los médicos me toman por imbécil» = dolores cervicales (humillación por falta de comprensión).

RAQUIS DORSAL Y LUMBAR

Localización cerebral en la «médula paraventricular» (orden cerebral por el centro; 1 conflicto = dolor en un lado; conflicto importante = dolor en ambos lados; por ejemplo: cervicobranquialgia).

Dorsales: afectivo (vinculado a las costillas).

Lumbares: es la base.

Lo que nos hace mantenernos rectos: pilar de nuestra personalidad.

La parte de nuestra personalidad que nos hace aguantar de pie: «¡No se pueden asumir más cosas!». «Puesto que soy el pilar de la familia, sin mí, todo se viene abajo».

Desvalorización central, global de la personalidad (a propósito del trabajo y de la familia en general).

Conflicto importante: no aguantar más de pie. Algo profundo nos hace caer.

Estar serrado por la base.

En el caso del hombre: sentirse incompetente en el trabajo.

HIPERCALCIFICACIÓN

Tensión, rigidez de todo el raquis: conflicto por estar demasiado apegado a los propios valores; debemos tener certezas.

L2 Y L3

La vértebra L2 y sobre todo la L3 son el centro de gravedad de nuestro cuerpo. La descalcificación en esa zona está causada por una desvalorización relacionada con un acontecimiento que ha afectado a la parte más esencial de la persona.

➢ Ejemplo

- El señor X se presenta a concurso para que le otorguen la plaza en la que lleva trabajando más de veinte años. El profesor que le interroga sobre una de las materias le critica de manera grosera e injusta. SHOCK: el señor X se ve desvalorizado en la parte de su carrera relacionada con esa disciplina (en concreto). De ahí deriva la osteólisis de una parte de una lumbar solamente. Conflicto de cuatro/cinco meses. El conflicto desaparece cuando el señor X encuentra a alguien que le comprende y gracias a las vacaciones, que le han permitido reponerse y olvidar.

LORDOSIS

➢ Ejemplos

- La señora X ha oído decir durante toda su vida «No eres nadie», de modo que sabe esconder su riqueza interior. A los cuatro años, cuando deja salir su riqueza, la madre la «rompe» y ella se cierra.
    Ejercicio: visualización; con esta fuente de fuerza: sensación inmediata de sentirse derecho.
- La señora X sufre de dolores lumbares L5/S1. En 1987, tuvo un accidente de tráfico que provocó un aumento de los dolores lumbares. En marzo de 1995, los dolores aumentaron de forma persistente, aunque cambiara de postura, boca arriba o boca abajo. ANAMNESIS: en 1986, se casa para obtener seguridad. Su marido no está interesado en el sexo. En 1987, la situación mejora, pero después el hombre se revela impotente. Ella se decepciona, sufre una desvalorización como mujer, su cuerpo femenino es rechazado (problema lumbar). En febrero de 1995, se da cuenta del valor personal que tiene, de

sus cimientos, gana seguridad en sí misma y decide divorciarse; entonces los dolores aumentan y la incapacitan. No soporta el impedimento que la limita. Se desvaloriza y nunca se siente a la altura. Hay que tener una imagen positiva de uno mismo respecto a los demás, amarse. Ella tiene miedo de perder a las personas a las que ama. «Es una idiotez», dice cuando se da cuenta de ello. Se pone a reír y empieza a curarse.

En mayo de 1995, encuentra a otro hombre, que la hace volver a valorarse.

En la segunda consulta terapéutica, tiene menos descargas eléctricas y experimenta una franca mejoría de los dolores.

Cóccix: desvalorización en la base de mi personalidad con connotación sexual, lo que permite mantenerse estable, lo que permite la rectitud, lo que me distingue de las bestias. Desvalorización vinculada a la homosexualidad.

Cifosis: está prohibido ir hacia delante (por ejemplo: tener suerte, porque la madre está enferma).

Escoliosis: lumbar, concavidad derecha. Ejemplo: miedo imaginario de ser juzgado por los hombres al pasar de niña a mujer.

Desvalorización, ya que nos comparamos con los demás: estoy peor que X, peor aún que Z...

Conflicto de desvalorización lenta en lo relativo a alguien o a alguna cosa que está «a mi lado». Osteólisis que se desarrolla lentamente, redondea la forma de la vértebra sin destrozar la médula.

Problema de filiación de los hombres.

Columna vertebral = mástil.

Padre, abuelo: el que lleva el peso, el que tira de todo.

Está relacionado con la duramadre que se retracta puntualmente.

PELVIS, LOMOS

Localización: médula parietooccipital.

L5/S1: desvalorización sexual, en relación con el entorno.

Conflicto repelente o sexual de desvalorización.

Golpe bajo, traición, minar la base.

Lo que explica las «metástasis», tras el conflicto, y la enfermedad de la próstata (L4).

> ➢ EJEMPLO

- Los hombres que se han enfrentado a la ablación de un adenoma de la próstata, de las glándulas seminales o del esfínter, se vuelven impotentes e incontinentes, y sufren una gran desvalorización que provoca una descalcificación progresiva de la pelvis. Fase de estrés: gran debilidad, rigidez.

PELVIS

Conflicto de no poder **acoger** a un recién nacido o a otra persona de forma satisfactoria.

Desvalorización sexual.

> ➢ EJEMPLOS

- La señorita X se entera de que su padre es homosexual cuando tiene doce años; sufre una descalcificación de la pelvis.
- El señor X tiene problemas «más o menos inconscientemente», dice. Es muy retrógrado. En octubre de 1995, empieza a tener dolores en el cóccix y en el sacro (en la cintura). ANAMNESIS: en octubre de 1995, una de sus hijas sufre un aborto espontáneo y la otra, uno provocado. Él se repite: «... Habrían nacido hacia junio, habría hecho esto y lo otro con ellos o ellas, me encantan los niños». Está cansado, tiene mucho tiempo libre, piensa mucho en ello. Está lleno de un amor de abuelo que no puede concretarse, no puede acogerles, lo cual se traduce en una desmineralización de la pelvis. Ahora tiene miedo de padecer dolor y acecha el dolor. En primavera, está en la cocina. Un matorral que ha crecido molesta en la ventana porque im-

pide que entre la luz. Sale a cortar una rama y, por desgracia, en ella hay un nido con huevos y se caen. ¡pero no se rompen! Vuelve a amarrar la rama y espera ansioso a que nazcan los cuatro preciosos polluelos. Los vigila cada día para asegurarse de que todo va bien, de que vivirán y echarán a volar sin problemas.

PELVIS DESPLAZADA

El señor X tiene la pelvis desplazada; el lado derecho es más alto que el izquierdo, y ningún tratamiento le funciona, ni siquiera el de osteopatía. Conflicto: duda si acoger a su amiga (desde hace veinte años) en casa, ya que él está acostumbrado a sus hábitos. Se contenta con la situación que tiene, pero la vive mal. Su amiga siempre está a su diestra.

PUBIS

Desvalorización sexual. «No soy potente desde el punto de vista sexual». «Soy una mala pareja sexual».

CADERA / CUELLO DEL FÉMUR

Conflicto del toro.
   Conflicto de oposición.
   Conflicto de deber **ceder contra la propia voluntad** ante alguien más fuerte. Lo encontramos sobre todo en las personas de edad que viven ese tipo de situación. «No poder desplazarse solo ni mostrar oposición».
   Conflicto de oposición: desvalorización de uno mismo ante una oposición que excava la cadera.
   Cuello del fémur: Jacob, combate con el ángel. Para comprender mejor por qué este conflicto afecta al cuello del fémur,

veamos un ejemplo relacionado con los animales. Cuando dos animales luchan a cabezazos, si uno cede quiere decir que no tiene bastante fuerza en los cuellos del fémur de sus dos patas traseras.

La fractura se suele producir en la solución, ya que el periostio que sirve de vendaje al hueso se vuelve blando por culpa del edema y deja de sostener el hueso. El cuello del fémur también puede romperse en la fase activa si el conflicto sin solución dura mucho tiempo.

Fémur: no consigo dominar la enfermedad; doy marcha atrás; avanzo y retrocedo. Movimiento de marcha atrás; me curo muy rápido de la enfermedad, es demasiado bonito para ser cierto.

Desvalorización en el cara a cara sexual.

Cuello del fémur (cuello del «hecho maduro»).

Cabeza femoral (cabeza del «hecho moral»).

Si retrocedo ante un toro joven, más vale descalcificar. Resolución: cuatro semanas de recalcificación dolorosa.

Queda una cicatriz en FASE DE CURACIÓN, ya que se trata de la preparación para un posible combate próximo.

➢ Ejemplo

■ La señora X trabaja con su suegra, y ésta la despide. Su marido no la apoya; no tienen una buena relación. SHOCK: esa situación la hace sentirse desvalorizada, ya que carece de formación profesional y se queda en casa. Se ve obligada a ceder. El conflicto dura seis años, con intervalos intermitentes, sobre todo cuando ella ve a su suegra. Un día, se le rompe el fémur.

ENERGÉTICA CHINA (RÉGIS BLIN)

Articulación	de la cadera	→ tierra	→ maleabilidad.
	de la rodilla	→ madera	→ flexibilidad.
	del tobillo	→ agua	→ adaptabilidad.

TROCÁNTER MAYOR

Conflicto de oposición como el cuello del fémur, con el matiz siguiente:

➢ Ejemplo

■ Un hombre es siempre líder en el colegio. Ya en la facultad, las chicas son tan fuertes como él, pero no capitula. **Antes de capitular, huye.**

MIEMBROS INFERIORES

Conflicto de falta de actividad, de falta de deportividad. Impotencia para acabar lo que queremos hacer.

➢ Ejemplo

■ Al señor X le cae un peso sobre un pie y se hace mucho daño. No puede caminar. Shock de desvalorización deportiva por no aceptar bien el hecho de no poder caminar (osteólisis poco importante).

RODILLA

No queremos **doblar** la rodilla ante una situación, he de poner la rodilla en el suelo. Conflicto relacionado con el caminar, con el deporte, con la posición de pie, con el desgarramiento espiritual. Si se ven afectadas otras articulaciones, es a causa de otro tipo de actividad, por ejemplo las cosas de la casa, el deporte.

RODILLAS, TOBILLOS

Deporte que ya no podemos hacer o **dirección** que no queremos tomar y que tomamos, forzados, en un clima de desvalorización.

Tobillo y pie

«¡No estoy seguro de sobre qué pie debo apoyarme!»: como el guardameta.

Ser cogido a contrapié.

Talón: dar golpecitos con el talón, con el pie, acceso de cólera (algo que hace desaparecer la cólera).

Talón: verse obligado a frenar en seco.

Pie

Pie inmovilizado = situación no aceptada.

Conflicto vinculado con las salidas. Conflicto con la madre: la madre es el equivalente a la Tierra.

Calcáneo (hueso del tarso que forma el talón): acusarse profundamente a uno mismo, a lo que se es.

(Calcáreo nacido hombre). ¿Qué nos impide ser nosotros mismos? El simbolismo de los pies suele estar vinculado a la madre.

1. Dedo gordo del pie: **ego**, quiero. Conflicto relacionado con la autoridad de la madre real (a la derecha) o con la madre simbólica (a la izquierda).
2. La autoridad que tengo sobre mi vida. Conflicto centrado en uno mismo en la relación entre los colaterales y la madre o la madre simbólica.
3. Placer, sexualidad. Obtener placer en relación con la madre o con la madre simbólica.
4. La unión, la alianza. El rencor relacionado con la madre o la madre simbólica.
5. La escucha de uno mismo, la escucha interior. Problemática territorial.

ENFERMEDADES ESPECÍFICAS

REUMATISMO DE ORIGEN CARTILAGINOSO

Órgano afectado

Cartílago, hueso.

Vivencia del conflicto biológico

Ligero conflicto de desvalorización de uno mismo, ligado al **movimiento**, propio de la localización del tejido cartilaginoso. (En ocasiones, el otro representa el punto de referencia, la roca, el valor; si se hunde, aparece el conflicto de desvalorización).

Localización cerebral

Médula cerebral.

ARTRITIS

Los dolores aparecen varios días después de la fase de resolución, por la noche o al realizar un esfuerzo suplementario. En las articulaciones, las inflamaciones son más fuertes que en el resto del cuerpo. Desde el punto de vista moral, hay que estar alerta, protegerse para no recaer, ya que se es frágil.

➤ EJEMPLO

■ El señor X sufre dolores de espalda. Su primer SHOCK: sus jefes aceptan unos documentos que él ha mejorado brillantemente y se limitan a darle las gracias. Se siente desvalorizado pero no se puede quejar, ya que le han dado las gracias, a pesar de todo hacen lo contrario de lo que él propone.

Ocho meses después, va adquiriendo algo más de perspectiva y aparecen los dolores. Se va de vacaciones, se cura y le sobrevienen dolores fuertes. Es el segundo SHOCK: no puede hacer más deporte y eso le resulta insoportable, se siente desvalorizado. Tres meses más tarde, decide volver a hacer deporte a pesar del dolor: fase de resolución. En cuestión de dos meses, se le van todos los dolores: fin de la fase de curación.

ARTROSIS

Se trata de un suplemento de callosidad. En la fase de curación, se recalcifica.

Proliferación cartilaginosa = hipercondrosis = osteocondroma.

REUMATISMO ARTICULAR AGUDO (RAA)

Conflicto de desvalorización relacionado con la actividad, el deporte, la destreza, con osteólisis de las articulaciones o de los tejidos óseos cercanos a las articulaciones.

POLIARTRITIS CONDROHUMORAL

Bastante parecida al RAA: mis movimientos no son buenos, me desvalorizo con los movimientos.

Todos los conflictos de movimiento afectan a las articulaciones.

Proyecto para los **nervios. Acción** para los **músculos.**

Las articulaciones hacen posibles los movimientos.

POLIARTRITIS REUMATOIDE EVOLUTIVA

Una poliartritis crónica sólo puede existir si se produce una evolución crónica, es decir, si se producen recidivas. Puede permanecer estacionaria durante diez años y reaparecer después. El conflicto es siempre de desvalorización relativo a la parte afectada (dejar caer un objeto valioso, por ejemplo).

El paciente deja caer un hermoso jarrón y se dice: «He hecho algo mal». El reumatismo afectará a los dedos de la mano. La FASE DE CURACIÓN dura, por ejemplo, varios meses, durante los cuales realmente no puede coger nada en las manos. Es patoso, lo cual provoca una nueva desvalorización, con fase de estrés. Entonces se detiene la FASE DE CURACIÓN. Se trata de una recidiva de CONFLICTO. El paciente se encuentra en un círculo vicioso.

Poliartritis reumatoide: movimiento culpable.

➢ EJEMPLOS

- El niño X, a la edad de siete años, golpea contra un muro la cabeza de un compañero, que muere al cabo de tres días.
- La señora X tiene el cartílago totalmente destrozado. Está muy unida a su madre a quien, en 1985, diagnostican la enfermedad de Alzheimer.
  1. «Me culpo de no cuidarla, de no protegerla»; se siente humillada. SHOCK: desvalorización por no llevarse a su madre de la residencia.

     1985: primeros síntomas; dolores en la mano derecha, fatiga, pérdida de ocho kilos de peso.

     1988: su madre es operada del fémur; desvalorización por no estar con ella, dolores en los pies.
  2. Conflicto de dirección: glándulas suprarrenales. «¿Me inclino más hacia mi madre o hacia mi marido?»; en cada caso, en la dirección equivocada. Se siente exhausta.
  3. En la creencia familiar:
     vida = movimiento = bueno;
     fatiga = pereza = malo.

     Así pues, su fatiga se convierte en algo programador: «Ya no soy una persona capaz», desvalorización, depresión.

4. Rechaza la fatiga, después cede a ella. Hace lo mínimo en todo, en la casa, etcétera. Todo le da igual, ya que, en la fase de curación, se desvaloriza. Unos días más tarde, le aparecen dolores inflamatorios en la mano derecha.

5. Dolores autoprogramadores, desvalorizadores. Su padre tiene otra mujer, que se pone la ropa de la madre: «La matan dos veces, me humillan». Dolores articulares en todo el cuerpo. En fase activa: dolores agudos. En fase de solución: dolores más sordos y profundos.

Espondilartritis anquilosante

Conflicto profundo de desvalorización acompañado de una necesidad de asegurar, de tener garantías, de reforzar, de agarrar las cuerdas que sostienen el palo mayor.

Conflicto de desvalorización periférica: «Aunque haga bien mi trabajo, no sirve de nada».

«No he sabido pelear para ayudar a los demás».

➤ Ejemplo

■ La fábrica va mal, no da beneficios. ¿Qué vamos a hacer? ¿Qué dirá la gente? A causa de la persona, todo el taller se ve afectado, se hunde.

Espondilartritis anquilosante (afección inflamatoria crónica de la columna vertebral acompañada de anquilosis dolorosa, a menudo asociada a una afección de las articulaciones entre el sacro y los huesos ilíacos): conflicto de desvalorización con connotación sexual.

El hombre o la mujer rechazan el acto sexual, pero se fuerzan para satisfacer a la pareja: articulación sacroilíaca.

«Quiero hacer el amor y él/ella no quiere».

«No quiero hacer el amor y me obligan a ello».

PERIARTRITIS

Fase de curación del conflicto de querer dar. Conflicto de querer dar más cuando no se puede.

Por ejemplo: no hemos podido dar algo a la novia por culpa de la familia política, o al hijo a causa de su muerte demasiado repentina.

Dolores en los huesos, o en los cartílagos, debidos a la recalcificación.

CONDROMA

Para la señora X, siempre hay que estar a la altura (tiene el cuello muy largo). Así, «produce» condromas, tumores de los cartílagos de crecimiento. La falange de la alianza está abombada, se recostruye con otra estructura: «Quiero formar una pareja sobre unas bases diferentes, sobre unos valores distintos a los de mis padres». La falange del anular desestructura y vuelve a estructurar su tejido óseo.

DOLORES ÓSEOS, PERIOSTIO

Vivencia del conflicto biológico

Golpear sin querer (arrepentirse).

Conflicto de separación con la especificidad siguiente: querer tocar y al mismo tiempo no tocar.

A golpe dado, golpe recibido; dolor en fase de curación.

El periostio se ve afectado. Está muy inervado, es muy sensible y reacciona como la piel (epidermis).

El reumatismo del periostio: conflicto central de separación brutal.

Una madre abofetea a su hijo. En fase de curación, aparece el reumatismo o bien en la mano que ha pegado o bien en el lugar golpeado.

Fase de estrés

Insensibilidad del periostio, de modo que no se nota dolor alguno. Después, hiperalgia.

Nunca se produce osteólisis. En la radiografía no se aprecia nada.

En la fase activa, desciende la temperatura de la piel.

Fase de curación

Hipersensibilidad, dolor. En las radiografías, no se aprecia nada.

La persona golpeada también puede exteriorizar el conflicto y tener dolores del periostio en la zona golpeada.

Mientras dura el edema bajo el periostio, es decir, en fase de curación, se sufre dolor.

El paciente puede presentar neurodermitis en la epidermis, ulceraciones, en función de su lateralidad.

«Reumatismo tisular».

Localización cerebral

En el córtex postsensorial.

➢ EJEMPLOS

- Una mujer ve el boletín de notas deplorable que le presenta su hija. Superada por la situación, le da una bofetada violenta, más fuerte de lo que quisiera, ya que no quería pegarle. Experimenta un doble conflicto: uno en el córtex de la zona postsensorial, que rige los nervios del periostio de la mano, y el otro en el córtex motor, zona que rige la motricidad del brazo. Cuando soluciona el problema, nota dolor en la mano y tiene el brazo semiparalizado.
- La señora X sufre un reumatismo del periostio. Tiene cuarenta y cinco años, vivía con un hombre que le había prometido que se casaría con ella y, a una semana de la boda, la abandonó. Separación brutal: SHOCK.

- **Dolor plantar, dureza:** «Doy patadas en el culo para que los demás avancen. Estoy harto, abandono»; enseguida los dolores aflojan.

ALGODISTROFIA O NEUROALGODISTROFIA

Descalcificación posterior a una fractura. Alternancia de desvalorización y de revalorización incesante. A menudo, se añaden conflictos de separación y, a veces, también conflictos motores.

✓ Fase de reparación, miedo, recaída en la desvalorización por no poder hacer algo: no soy capaz de… Se trata de una recaída en la desvalorización (un doble conflicto de desvalorización).

✓ Un conflicto de desvalorización (no me siento capaz de…) sumado a otro conflicto de desvalorización (no soy capaz de…). Hay que eliminar ambas desvalorizaciones, la primera y la reactivación.

✓ La recaída es automática cada vez que nos sentimos «débiles» a causa del primer conflicto.

➢ EJEMPLOS

- «Debido a la fractura que me he hecho esquiando, he perdido algo que era importante para mí». El yeso inmoviliza la mano, y eso basta para causar la algodistrofia.
- La señora X sufre de algodistrofia, ha hecho un largo camino, de terapia en terapia, y dice: «En todas partes me abandonan». Ha pasado tres años de padecimientos. Su paso por el centro del dolor fue un fracaso. Según varios médicos: «Hay que vivir con ello, aceptarlo». Es una mujer muy deportista (le gusta el tenis y otros deportes) y trabajadora. En octubre de 1987, tiene que mudarse por tercera vez y lo vive muy mal. Abandona veinte años de historia con sus hijos. Va a mudarse

a una casa que se ha de reformar. No tiene ganas de pasarse la vida limpiando de rodillas. Se produce una saturación. Frena en seco, no quiere mudarse, pero su marido insiste. Va a firmar la venta de la casa sin ella. Se trata de un preacuerdo, ya que la casa aún no está vendida. Durante las tareas de traslado, ella ha de ponerse de rodillas, pero las rodillas se le bloquean, siente calambres y dolores, no puede arrodillarse. Se ve obligada a dejar de ir en bicicleta. Le cuesta caminar, experimenta dolor al hacerlo. Deja de practicar deporte y de trabajar.

Tiene tres conflictos:

✓ motor: he de ir y no quiero hacerlo
✓ separación brusca de la casa: dolor del periostio
✓ desvalorización: ya no estoy a la altura, ya no soy buena para nada, no puedo hacer deporte ni trabajar.

Soy un lastre: flebitis.

Segunda consulta terapéutica: ha habido momentos en los que no ha sufrido; deja de tomar somníferos. Tras la primera consulta, llega a casa llorando en el coche. Después, le canta las cuarenta a su esposo: «Es tu casa lo que me ha hecho ponerme enferma…; no podía más». El marido no se había dado cuenta de ello: «Te encierras en tu mundo». Continúa habiendo un problema: «Si me curo, estaré obligada a volver al trabajo».

Tercera consulta: menos dolor, más retroceso.

OSTEOPOROSIS

A menudo, una mujer de más de cincuenta años se desvaloriza en conjunto y sus huesos empiezan a desmineralizarse.

Si puede revalorizarse, pone en marcha la fase de curación inflamatoria.

«Estoy para el arrastre…».

Haber sido y haber dejado de ser, sexualmente, por ejemplo.

Gota

✓ «No quiero perderme ni un ápice, quiero retenerlo todo, hasta los desechos».

✓ Fase de curación de los huesos + fase de estrés del riñón endodérmico: edema en las piernas, sensación de derrumbamiento de la existencia, se bloquean los túbulos colectores.

Enfermedad de Paget

Remodelación patológica del hueso.
Tres signos en el cráneo:

✓ Aumento de hueso.

✓ Hiperneumatización de los senos frontales.

✓ Tendencia a la platibasia: la base del cráneo se vuelve recta en lugar de estar escalonada.

Conflicto de desvalorización crónico que se arrastra.

Biología

HIPERCALCEMIA: se manifiesta cuando nuestros «valores» sólidos y duraderos se convierten en fluidos, blandos, inestables y en movimiento.

Aumento del **hierro**, hipersideremia.

O bien: desvalorización por potencial no explotado, no expresado.

O bien: conflicto de carencia. Habitualmente, es el hígado el que regula y dice basta, al pedir al cuerpo que elimine el hierro en demasía, salvo en caso de conflicto de carencia. La señal «demasiado hierro» desaparece entonces, y el nivel de hierro continúa aumentando.

O bien: el hierro sirve para trasportar el oxígeno, la vida. Al bajar el nivel de hierro de mi sangre, es como si matase a alguien.

Petequia, púrpura

Separación + desvalorización (inaptitud sobre todo para pelear).

Mal de Kaller = plasmocitosis

Hacerse valer.

Ser el más fuerte.

Ser el único jefe a bordo.

Desvalorización en la exclusión; se trata de la única célula del cuerpo cuyo núcleo es excéntrico.

Desvalorización en un conflicto de separación.

Promielocitosis: desvalorización en el proyecto.

Recidivas

Son frecuentes, ya que la fase de curación nos incapacita y nos volvemos a desvalorizar. Cada recidiva de conflicto desemboca en una nueva crisis de reumatismo que, en la curación, implica una inflamación y un edema aún mayores. El cartílago se vuelve poroso y la persona continúa trabajando pese a los dolores propios de la curación, de ahí la **deformación.**

El mejor tratamiento es el reposo, acompañado de la aceptación, que impedirá cualquier recidiva.

Tendón

Conflicto ligero de desvalorización de uno mismo propio de la localización del tendón.

Ligamento: no puedo ser fuerte en esa nueva relación, me arriesgo a no volver a tener una relación.

Noción de dirección.

Cadera: gran desviación, tengo que saltar.

Tendinitis, tendón de Aquiles: ¿a qué tendemos?

Muñeca: negación del peso de las palabras, del lugar, negación de la persona, desvalorizada en una relación de fuerzas.

Carpo

Desvalorización, indecisión en la acción.
Conflicto entre soltar y coger: «¡Quiero tener las riendas!».

Enfermedad de Dupuytren

Retracción de las aponeurosis (tabique muscular), en fase de reparación, en la palma de las manos.

El papel: protección; base de apoyo necesario para el movimiento de la mano.

Señales circulatorias, vascularización de la vainas de los nervios. «No alimentar lo que permite la acción».

➢ Ejemplo

■ El señor X tiene dolores en los tendones de las manos desde julio de 1990. En enero de ese mismo año, sufrió un accidente en los tendones de las manos, con unas brocas. En junio, le retiraron el yeso y se produjo el SHOCK: «Ya no me puedo utilizar las manos, ya no soy de utilidad en casa». Según su padre, sólo somos alguien cuando trabajamos. Tras la sesión terapéutica, cesan los dolores.

Hallux valgus

En los niños, se considera un problema congénito: dedo gordo del pie desviado, bóveda plantar aplanada, muy rojo en la parte exterior, conflicto de conjunción. El embrión, o el niño, habría querido escaparse y fue incapaz de hacerlo (por miedo a caer). El dedo gordo del pie es un punto de apoyo para definir la dirección (pie de llegada, pie de salida).

Tobillos, rodillas

Conflicto de indecisión: «No voy por buen camino».

Rodillas

➢ Ejemplo

■ El señor X sufre dolores en la rodilla izquierda desde hace dos semanas. Duda entre dos chicas:
   ✓ Una de ellas tiene problemas, le atrae.
   ✓ La otra no tiene problemas, tiene miedo de no poder aportarle nada.

   Y es que siente que siempre hay que aportar algo a las mujeres; cuando era un adolescente, su madre estaba en una fase depresiva y fue el único momento en que él se sintió útil, valorado.

Cruralgia

(Crural: que pertenece al muslo): «No quiero ir, o querría ir pero no puedo, con la noción de obtener alguna cosa».
   «¿Qué estoy haciendo aquí?».

Articulaciones que crujen

Al señor X le crujen las articulaciones, tiene el raquis y el cuello bloqueados desde que sufrió un accidente de coche, en el que él conducía. Sus amigos resultaron heridos, pero nadie le reprochó nada.

Caminar con los pies mirando hacia dentro

Voy, pero no tengo ganas de ir. Noción de miedo.

13

Aparato reproductor masculino

El aparato reproductor masculino tiene la función de perpetuar la especie. Esta función va desde la seducción hasta la concepción. El aparato reproductor masculino está costituido por los testículos, una parte de los cuales fabrica los espermatozoides y otra una hormona, la testosterona. Los testículos están rodeados por una protección exterior denominada escroto. Las secreciones de las vesículas seminales y de la próstata se unen a los espermatozoides y costituyen el esperma.

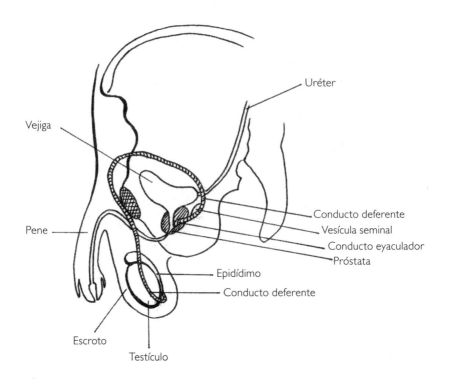

Esquema del aparato genital masculino.

ESCROTO

VIVENCIA DEL CONFLICTO BIOLÓGICO

Miedo a tener dolor en lo que hay dentro.

Embriológicamente, se trata de un pliegue del peritoneo que desciende al escroto.

Una vez tratado el miedo, aparece el hidrocele.

Mesodermo antiguo.

Cerebelo.

TESTÍCULOS / ZONA GERMINAL

ÓRGANO AFECTADO

Células germinales de los testículos.

VIVENCIA DEL CONFLICTO BIOLÓGICO

Grave conflicto de **pérdida:** seres humanos, animales.
Conflicto más raro que el del tejido intersticial (10 por 100).

➢ EJEMPLO

■ El señor X tiene treinta y ocho años. En octubre de 1981, estaba cortando leña y se dio un golpe en los testículos. Tenía tantos dolores que fue a la consulta del médico, quien solicitó una serie de pruebas. Éstas demostraron que el hombre padecía un cáncer. En abril de 1981, se le diagnosticó un cáncer a su tía. En ese momento, se alteró mucho, experimentó un rechazo. Pensaba: «No quiero perderla». Sin embargo, le dijeron que su tía moriría a los pocos días, pero remontó la pendiente. En octubre de 1981, murió. Él estaba preparado, lo llevó bien. Sin embargo un trocito de madera le golpeó los testículos durante esa fase de curación del conflicto de miedo a la pérdida.

SENTIDO BIOLÓGICO

Lo más grave que le puede pasar a un ser vivo es perder a un hijo. Cuando perdemos a nuestros hijos, dejamos de perpetuar la especie. Todo ser vivo es un breve soporte espaciotemporal de la supervivencia de la especie. En todas las especies, a partir de la unión de un macho y una hembra, a la que sigue la fecundación, surge un nuevo ser que da continuidad a la especie. Para un ser vivo, lo más importante desde el punto de vista biológico es la supervivencia de su especie. Es decir, que en nosotros hay dos programas biológicos de supervivencia:

✓ el programa biológico de supervivencia personal;
✓ el programa biológico de supervivencia de la especie.

Este último es el que tiene más fuerza de los dos.

Así pues, en un conflicto de pérdida, el cerebro descodifica nuestras células germinales:

✓ enfermedad de los ovarios en lo referente a la línea de los óvulos;
✓ enfermedad de los testículos en lo referente a la línea de los espermatozoides.

Quiste dermoide

Es, hasta cierto punto, el equivalente de una clonación. Uno se rehace solo.

➤ Ejemplo

■ Un chico de diecisiete años se opera por tercera vez de un quiste dermoide situado en la parte baja del cóccix. Se encuentra pelo que crece en el interior. Conflicto: se trata de un viejo programa de partenogénesis.

Las amebas son seres unicelulares que se dividen en dos para reproducirse, no necesitan a nadie.

Historia: cinco generaciones atrás, en la familia de la madre, una mujer inglesa, burguesa, gesta a una niña que será francesa y de clase baja. Cría a la niña sola, sin padre, como si la hubiera concebido sola. El origen del embarazo, de la maternidad, se convierte en un secreto de familia.

Por otra parte, en la familia hay muchos padres autodidactas.

Este joven se fía mucho de sí mismo, es el primero en todo en el colegio. Pese a ser individualista, se rodea de algunos amigos, pero nunca de amigas. Este joven, por su madre, tiene el programa «uno se espabila solo»; en el imaginario de la familia, «cada cual se hace a sí mismo».

El embudo biológico está en marcha.

LOCALIZACIÓN CEREBRAL

Endodermo.
Mesencéfalo.

TESTÍCULOS / ZONA INTERSTICIAL

ÓRGANO AFECTADO

Zona intersticial, tejido conjuntivo del testículo.

VIVENCIA DEL CONFLICTO BIOLÓGICO

Conflicto de pérdida o conflicto semigenital desagradable.

Conflicto de pérdida de un ser querido o conflicto por ser denigrado, reprendido, amonestado, anulado por una persona del sexo contrario. Con frecuencia, va acompañado de un sentimiento de **culpabilidad** al que se suele añadir el lado desagradable, el **golpe bajo.**

Este conflicto de pérdida es más frecuente (90 por 100) y menos profundo que el conflicto de las gónadas endodérmicas (teratoma).

➢ EJEMPLOS

- Se culpabiliza por haber «tirado» a su amante.
- Vivencia profunda de perder el tiempo, la dignidad, los proyectos, de **perder la memoria.**

- Al señor X le duele el testículo derecho tras la erección. Conflicto: se culpa por hacer «faenas» a sus compañeras de cama; tiene veintiocho años, vive las relaciones hasta las caricias y después no quiere ir más allá, pasar a la penetración. Se pone en el lugar de las jóvenes: «Deben vivirlo de mala manera». Es un ejemplo de conflicto por identificación.

TESTÍCULOS ECTÓPICOS

Se trata de testículos que no descienden. Conflicto de prohibirse ser como papá, procrear, ser un hombre, crecer, superar a los padres, hacerlo mejor que ellos. Ejemplo: niño nacido de una violación.

LOCALIZACIÓN CEREBRAL

Mesodermo nuevo.

En la médula de la base occipital del cerebro, cerca del mesencéfalo.

PRÓSTATA

ÓRGANO AFECTADO

Próstata (el equivalente en la mujer es el cuerpo del útero).

SENTIDO BIOLÓGICO

La glándula prostática tiene dos funciones biológicas:

✓ Contiene un antiséptico natural que puede «limpiar» al pasar por las vías genitales, consideradas sucias.

✓ Preside, como un director de orquesta, el funcionamiento genital y así puede permitir al hombre de edad volver a poner en marcha la máquina de la reproducción (la fotocopiadora) en caso de necesidad.

De donde se derivan dos tipos de vivencias posibles: sexual no limpia o pérdida de un elemento de la familia, drama familiar.

VIVENCIA DEL CONFLICTO BIOLÓGICO

Familia fuera de lo normal.
1. **Conflicto de no encontrarse dentro de la «norma sexual».** Puede ser por uno mismo o, con más frecuencia, en lo relativo a los demás (hijos, nietos, etcétera).

Conflicto anogenital.

Conflicto de connotación sexual. Conflicto sexual no limpio.

Conflicto semigenital referente a algo vil.

Semigenital significa que el «centro de gravedad» del contenido del conflicto no está estrictamente relacionado con el aspecto genital (en el sentido real o por trasposición), sino que la temática genital actúa como una «música de acompañamiento», lo cual hace que el conflicto se distinga claramente de los conflictos sexuales.

2. **Conflicto relativo a situaciones dramáticas con los hijos** (vida en pareja) y nietos o similares (alumnos…): accidente, enfermedad, muerte de nietos. Conflicto del abuelo o similar por algo que no soporta relacionado con los nietos o similares. Conflicto relativo a la vida de pareja de jóvenes similares a los «nietos» (ahijados, alumnos, vecinos jóvenes…) poco adaptados, que se comportan mal con la pareja, que se encuentran en peligro moral o físico, con o sin connotación sexual. Todo eso se considera desagradable, relativo a uno mismo. Próstata, cuello del útero, trompas de Falopio: no limpio, cruel, malo.

- Un hombre ha experimentado un SHOCK al enterarse de que su hijo «iba demasiado detrás de las chicas».

- Otro ha experimentado un SHOCK al oír una fuerte discusión entre su hijo y su nuera: «¡Eso no se hace!».

- Otro, lo sufre justo en el momento en que se entera de que su hija es homosexual y de que no tendrá nietos.

- Otro, cuando le cuentan que acaban de violar a su nieta.

- Otro caso: el cáncer de próstata se origina cuando un hombre mayor, cuya esposa ya no le desea sexualmente, empieza a tener prácticas sexuales que no le resultan placenteras.

- Un hombre mayor que ya no reacciona por un conflicto de territorio ve cómo su compañera (joven) le deja por un hombre más joven que él.

- Desea a su sexóloga pero no se lo puede decir; empieza la fase de curación cuando deja de visitarla.

- Se pasa un cepillo de dientes por el ano para excitarse, pero se lo reprocha.

- Divorcio de los hijos.

- Peleas delante de los hijos.

- Una hija hace que un cura cuelgue los hábitos.

- Un hombre tiene una amante y se lo reprocha a sí mismo.

- A los seis años sufrió tocamientos sexuales por parte de un amigo de la familia. A los dieciocho, empezó una terapia, resolvió su conflicto y lo superó.

  Desde entonces, suda mucho cuando duerme, haciendo la siesta o por la noche. Se levanta a orinar, pero a menudo no puede vaciar por completo la vejiga. Tiene un tumor en la próstata.

- Un hombre asiste a su esposa en el parto, ya que así lo requiere la situación, se encuentran en la montaña; se trata del conflicto programador. El hombre «trabaja» la zona del sexo para hacer que salga el niño y no está limpia: mucosas, sangre, secreciones, excrementos, etcétera. Su vivencia es «fuera de lo normal», ya que no le toca a él hacer ese trabajo. Más adelante, sus hijas se quedan embarazadas y pasan malos embarazos, lo cual reactiva su conflicto programador y se convierte en un conflicto desencadenante para ese hombre.

LOCALIZACIÓN CEREBRAL

Endodermo.
En el centro del tronco cerebral.

VESÍCULAS SEMINALES

VIVENCIA DEL CONFLICTO BIOLÓGICO

De territorio perdido.
De frustración sexual (*véase* «Coronarias»).

FASE DE ESTRÉS

Úlcera de las vesículas seminales.

FASE DE CURACIÓN

Tumefacción de la mucosa vesicoseminal en la zona de la úlcera.

LOCALIZACIÓN CEREBRAL

Ectodermo.
En el córtex periiinsular derecho.

Conclusiones

LA TERAPIA

«La medicina es el arte de imitar los procedimientos curativos de la naturaleza» Hipócrates *(Los vientos)*.

La persona es quien padece el síntoma. Si padece el síntoma, sufre la vivencia del conflicto biológico causal vinculado. Si sufre esa vivencia, padece el conflicto, tiene toda la historia, y vivirá el acontecimiento en función de las creencias limitadoras que tenga. También posee la mejor de las soluciones a su problema, la suya propia. Del mismo modo que el terapeuta conoce su técnica, el paciente conoce su curación. En lo que a mí respecta, sólo he curado a una persona, a mí mismo. Esto significa que, cuando me quemo, soy yo quien regenero la piel. Si un día me rompo un hueso, regeneraré el hueso. Mi cuerpo es inteligente, no producirá hígado ni piel en lugar de hueso. Es mi biología la que me curará.

Como terapeuta, domino algunas herramientas y se las propongo a mis pacientes. ¿Cómo puede usarlas cada persona? Cada cual decide servirse o no de ellas. Eso escapa a mi control.

Uno de mis objetivos puede definirse de la siguiente manera: liberar el sentido, la emoción, favorecer la curación, volver a plantear como atractiva, irresistible, la evolución hacia la felicidad, por ejemplo, pasar a otro modo de funcionamiento, cambiar. Uno de mis colegas dice a menudo a sus pacientes: «*¿Tiene un cáncer? Va a haber una muerte. Haga lo posible para que no sea la suya, sino la del antiguo proceder que le ha conducido hasta aquí*». Porque si sufres un cáncer, diabetes, un resfriado, picores... es porque hay algo previo que te ha conducido a eso. Hay que hacer lo posible para que sea ese algo, esa manera de estar en el mundo, lo que muera, lo que desaparezca. Es necesario que sea el colérico, el desvalorizado, el triste... es necesario que sea él o ella quien se vaya o se trasforme, quien crezca. Se produce un cambio radical, un giro, una conversión que viene exigida por la biología a través del lenguaje del síntoma.

Antes de que se produzca la biologización, la somatización, convertida en enfermedad, existe una forma de pensamiento, lo que denominamos una creencia. La persona tiene una creencia, que es por ejemplo: «no vale la pena vivir la vida, que cada vez que hay fuego estoy en peligro», etcétera. Hay creencias que son simples y otras que son más complicadas de encontrar, y a veces eso hace que las cosas se enreden más, porque, por ejemplo, la persona no sabe comunicarse, estar en contacto con sus emociones. «Ya que si expreso mis emociones, estoy en peligro; si no las expreso, también estoy en peligro. Así pues, ¿cuál es la solución?».

Tengo una paciente que me dijo que su creencia es: «Si me curo, ¡me moriré!». Otra me dijo: «El día que deje de estar deprimida, sé que la vida de mi madre dejará de tener sentido. Dice que entonces sólo le quedará morirse». Mientras no había identificado esta creencia, que era completamente inconsciente, continuaba estando mal.

Y lo cierto es que la realidad era así: gracias a ella y a su depresión, su madre continuaba viviendo.

En el origen de todos los problemas, hay siempre un acontecimiento, con la intrusión de una historia familiar o personal, y una creencia que es independiente pero que sobrevivirá. A pesar de que la niña no se cortara las manos en los raíles, sobrevive al drama una convicción, y la persona corre el riesgo de vivirlo y sufrirlo una y otra vez, mientras no se desprograme. Existen creencias que están muy adaptadas, que son positivas, y otras que lo son menos o que pueden resultar muy perjudiciales.

TOMAR CONCIENCIA DE NUESTRAS CREENCIAS

Lo principal es *escuchar*. Desde un punto de vista estadístico, tenemos el doble de oídos que de boca. Yo me inclino a deducir de ello que estamos hechos para escuchar el doble que hablar. Mi primera herramienta es la escucha rogeriana. El psicólogo norteamericano Carl Rogers desarrolló la escucha no dirigida, acogedora, que respeta al interlocutor, que escucha lo que el otro no dice y que subyace. El otro me habla sin cesar a través de su nombre, sus gestos, sus predicados y mil y un aspectos verbales o no verbales de su mundo interior, entre otros de su historia inconsciente sobre el conflicto. La segunda herramienta que utilizo es la PNL (programación neurolingüística), que detalla la estructura de la experiencia. A cada experiencia le corresponde una estructura. Existen nuestros procesos internos (valores, creencias), nuestros estados internos (emociones) y nuestros comportamientos externos o internos (enfermedades). La PNL me permite tener un mapa de la estructura del problema. La estructura es más importante que el contenido.

La tercera herramienta que utilizo es la hipnosis ericksoniana, una forma de hipnosis terapéutica, permisiva. El ser humano es mucho más rico de lo que cree y resulta útil tener presente esa verdad, al mismo tiempo que los problemas. Tengo la certeza de que el inconsciente necesita tanto estar bien que se aferrará a cualquier cosa que se lo permita, y la hipnosis favorece el acceso a los recursos inconscientes.

Podemos imaginar lo que hay en una mano «por qué voy mal», y en la otra mano «cómo ir bien». Por un lado, la exploración, el análisis, la comprensión; por el otro, los aprendizajes. Resulta interesante aprender a estar bien, a estar en contacto con los recursos interiores que están ahí, pero que simplemente no están conectados. Algunas personas se encuentran perfectamente cómodas en determinadas situaciones y muy incómodas e inseguras en otras.

Entonces se trata simplemente de permitir, de dar permiso (es la misión del padre), de avanzar estando en contacto con los recursos propios, con toda seguridad. De este modo, ponemos en contacto el problema y su solución, los recursos necesarios.

También dispongo de las herramientas de Marc Fréchet, que ha descubierto los ciclos memorizados en nuestro organismo. En ellos se encuentran a veces secretos de familia. Marc ha expuesto diferentes elementos, como los rangos de fraternidad o nociones trasgeneracionales de las que también hablan otros autores.

LA PROFILAXIS

En lo relativo a la prevención, a la profilaxis, me limitaré a hacer algunos apuntes.

Me basaré en un caso concreto. Hace unos años, a mi hija mayor, que entonces tenía siete años, le habían regalado una muñeca maravillosa de largos cabellos rubios. Durante una corta ausencia, su hermana pequeña, a la que también le encantaba la muñeca, le cortó el pelo. Cuando mi hija mayor lo vio, se enfadó mucho y después se puso a llorar. Nuestra reacción como padres fue decirle espontáneamente: «No pasa nada, no es más que una muñeca, no hay que hacer un drama...». Sólo que siete años más tarde ella continuaba sufriendo y echándoselo en cara a su hermana pequeña. Cuando una persona exterioriza su vivencia, ¿cuál es nuestra reacción? ¿Nos encontramos a gusto con ello?

Primer consejo, o primer deber, diría yo: permitir y favorecer la expresión de la vivencia, de la emoción. Tenemos miedo de la emoción del otro, niño o adulto. Recuerda: **si tenemos una**

emoción que nos resulta molesta, es que no hemos podido solucionar o terminar algo. Y si tenemos un síntoma es que no hemos podido expresar una emoción, una vivencia... Así pues, no demos consejos demasiado rápido, es decir, no creemos una dependencia. Y nunca censuremos, porque censurar es un crimen. Podemos estar matando realmente a una persona porque no hemos querido, no hemos sabido, no hemos aceptado escuchar su vivencia.

«Mi perrito está muerto».

Me puedo decir a mí mismo que no pasa nada, que no es más que un perrito. Pero para esa mujer significa mucho más. Lo que está expresando es su vida, su ser. Si no puede hablar de ello, de su vivencia, de su herida, si no la dejamos hablar, si la reprendemos, si la censuramos, la estamos matando de forma pasiva.

La persona tiene un cuchillo clavado en el corazón y nosotros no dejamos que se lo quite, le decimos que no es para tanto. Sin embargo, ella sólo pide una cosa, que la escuchen, que le permitan liberarse expresando sus emociones.

Otro elemento preventivo vuelve a recurrir a la noción de creencias.

Retomo el ejemplo de la mujer que creyó ver que su nieto se cortaba las manos, ante sus ojos. Tenía una emoción de la que se liberó en terapia. Pero continuaba creyendo que «eso podía llegar a pasar un día».

Pienso en otra mujer que había sido violada a los veinticuatro años. Desde entonces sentía miedo e ira. Trabajaba justo encima de donde ocurrió y consiguió pensar en ello sin tener emociones molestas. Pero veinte años más tarde continúa soltera. No ha tenido más vida sexual porque cree que el hombre es peligroso. Se trata de una creencia, no de una emoción, y para ella es una evidencia, un **truismo.** Así pues, será necesario recuperar esa creencia y desprogramar sus límites, ya que llegar a los treinta, a los cuarenta y no tener vida sexual, ni esposo, ni hijos puede resultar limitador (o, en todo caso, ésa es mi creencia).

En términos de prevención, se trata de un elemento que hay que recuperar, sabiendo que el ser humano es un desconocido para sí mismo. Es comparable al caso del hombre que busca las llaves junto a un farol, por la noche, y no las encuentra. Un hombre pasa por allí y le pregunta qué hace, a lo que él responde que está buscando las llaves. El otro se ofrece para ayudarle y, al cabo de un momento, al ver que no encuentran nada, le pregunta si está seguro de haberlas perdido allí. Y el hombre responde:

—No, sé que las he perdido fuera, ahí, en la oscuridad de la noche.

—Pero entonces, ¿por qué busca aquí?

—¡Porque aquí hay luz, y ahí está oscuro!

Buscamos la llave de nuestros problemas, de nuestros sufrimientos, allí donde hay luz, donde hay conciencia. No queremos ir por nuestra oscuridad, por nuestra inconsciencia, donde habitan los fantasmas y monstruos del pasado, donde se encuentran las angustias. Resulta difícil adentrarse en ese terreno en solitario y a veces necesitamos que alguien nos coja de la mano y nos conduzca por nuestro propio inconsciente. Porque el problema no es tanto el hecho de entrar (lo cual hacemos por la noche, en nuestras pesadillas) como el de salir. Para asegurarnos de que saldremos, preferimos ir con alguien que ya haya hecho ese camino, que no tenga miedo de entrar en la oscuridad, simplemente porque ya sabe salir de ella.

Y si se trata de un guía que es capaz de entrar y salir de ella, tengo la intuición, quizás inconsciente, de que esa oscuridad no es tan oscura como parece. Si para una persona el inconsciente es consciente, el inconsciente deja de ser inconsciente para convertirse en el un-consciente. El uno, consciente de sí mismo en sí mismo...

Glosario

Bioterapia: forma de terapia rápida, reciente, original, que se basa en la «descodificación biológica de las enfermedades» y es aplicada por un bioterapeuta. Se basa en la biología, enpor contraposición a la psicología (que es una prolongación de la biología). La bioterapia se rige por las leyes biológicas y la participación activa del paciente, que toma conciencia de su salud, halla los hilos secretos que le han provocado la enfermedad e identifica la vivencia que se biologiza en él. La toma de conciencia de la emoción, del enfoque, de la frase curativa, son algunos de los medios que le reorientarán hacia la elección de la salud.

Brainoma: contracción de *brain* (cerebro en inglés) y genoma. Este término deriva de una cita del director de investigación del CEA de Orsay (Le Bihan) donde definía la *cartografía* del cerebro, como existe la cartografía de los genes humanos, el genoma.

Capas embrionarias: véase *El cuerpo como herramienta de curación*, del autor, Ediciones Obeslisco.

Conflicto en equilibrio: véase *El cuerpo como herramienta de curación*, del autor, Ediciones Obelisco.

Conflicto: tensión de todo el ser con el fin de encontrar una solución de adaptación a lo imprevisto y a lo inexpresable.

Cortisol: hormona segregada por las glándulas suprarrenales.

Ectoblasto = ectodermo = ecto = cuarta capa del embrión de donde derivan los órganos aparecidos más recientemente en la evolución del ser vivo.

Endoblasto = entoblasto = endodermo = endo = primera capa (interna) del embrión de donde derivan los órganos arcaicos.

Mesoblasto = mesodermo; mesodermo antiguo + mesodermo nuevo = capas embrionarias segunda y tercera.

Normotonía: tono normal de nuestro ser, sea antes del estrés, sea tras el período de curación.

Ortosimpaticotonía = simpaticotonía = fase de estrés = primera fase de la enfermedad: véase *El cuerpo como herramienta de curación*, del autor, Ediciones Obelisco.

Parasimpaticotonía = vagotonía = fase de curación = fases segunda y tercera de la enfermedad. Véase *El cuerpo como herramienta de curación*, del autor, Ediciones Obelisco.

PNL (programación neurolingüística): se trata de un enfoque de la comunicación y el intercambio que se interesa más por la estructura de la experiencia subjetiva que por su contenido. Sus aplicaciones son múltiples (siempre que haya comunicación). En las terapias, el interés principal se centra más en el *cómo* (lo he hecho para estar mal) que en el *por qué* (estoy mal). En definitiva, se dirige a descubrir cómo costruye cada uno su experiencia de la realidad. Es como una caja de herramientas llena de trasformaciones. Cuando se trata de la estructura de la experiencia (representaciones mentales, creencias limitadoras, etcétera), lo que se trasforma es la relación con el mundo y la representación que cada persona tiene de él.

Vidriado: del mismo modo que el cielo toma un aspecto vidriado gracias a las estrellas que forman las costelaciones, los problemas de comportamiento, las neurosis…, son el resultado de un conjunto de conflictos activos simultáneamente.

Lista de ilustraciones

Los cuatro cerebros dibujados por Clara   14
Las dos fases de la enfermedad   28
Circulación sanguínea y linfática   34
Disposición general del pericardio   44
Estructura de la piel   52
Esquema del aparato digestivo   78
Estructura de las glándulas suprarrenales   110
La glándula tiroides: anatomía   117
Esquema del aparato genital femenino   123
Corte vertical y anteroposterior de la pelvis menor   124
Los elementos formes de la sangre   146
La célula nerviosa o neurona   156
Localizaciones funcionales de la corteza cerebral   171
Circulación del líquido cefalorraquídeo   175
Globo ocular   186
Disposición del cruce de las fibras de los nervios ópticos en el
    quiasma óptico   189
Corte anteroposterior de la laringe, de la faringe y de las fosas
    nasales   202
Pared externa de las fosas nasales   206
Anatomía del oído (corte vertical trasversal)   213

Lóbulo pulmonar   222

Disposición esquemática de la pleura   230

Configuración interior del cerebelo (corte horizontal)   231

Esquema del aparato urinario   234

La nefrona: estructura y fisiología   237

El esqueleto   250

Estructura esquemática de los dientes   253

Columna vertebral   260

Esquema del aparato genital masculino   284

Índice

Agradecimientos 9

Advertencia 11

Principios generales 15

1. Cardiología 33
Arterias coronarias 35
Venas coronarias 41
Corazón 43
Pericardio 44
Arterias 45
Venas 46

2. Dermatología 51
Epidermis 52
Dermis 63
Hipodermis: reservas de grasa, sobrepeso,
 retención de líquidos, lipoma 69
Diversos 70
Pelo 74

3. Gastroenterología 77

Boca: submucosa 79

Glándulas salivales 80

Glándulas salivales: canales 81

Esófago: parte inferior 83

Esófago: parte superior 84

Estómago: curvatura mayor 85

Estómago: curvatura menor / bulbo duodenal / píloro ... 87

Duodeno (excepto el bulbo) 88

Páncreas: parénquima 89

Hígado: parénquima 90

Vías biliares y pancreáticas 91

Intestino delgado: yeyuno, íleon 92

Apéndice 94

Colon / ciego 95

Recto superior / sigmoide 96

Recto inferior 98

Peritoneo 100

Epiplón mayor 101

Estreñimiento / gases / diarrea / vómitos 101

4. Endocrinología 107

Hipófisis 108

Corteza suprarrenal 110

Hiperglucemia 112

Hipoglucemia 115

Tiroides, paratiroides: parte acinosa 116

Tiroides: conductos excretores 119

5. Ginecología 123

Ovarios: las células germinales 124

Ovarios 126

Las trompas de Falopio 128

Útero: mucosa del cuerpo 129

Útero: músculos lisos 132

Útero: cuello 133

Vagina / glándula de Bartholin   135
Labios mayores   137
Mamas   137
Mamas: glándula   138
Mamas: conductos galactóforos   140
Mamas: dermis   141
Mamas: vaina de los nervios   142
Anexos fetales   143

6. Hematología   145
Sangre   147
Ganglios linfáticos   148
Vasos linfáticos   150
Ganglios nobles   150
Bazo / plaquetas   152

7. Neurología. El cerebro   155
La composición del cerebro   156
Tumores   158
Cefaleas   161
La prueba psicobiológica de la verdad: la crisis épica   166
Epilepsia (gran mal)   168
Pequeño mal / seudoausencia   171
Espasmofilia / tetanía   173
Vaina de los nervios   173
Dolor   174
Las meninges   176
Músculos estriados (rojos, voluntarios)   176
Parálisis   178
Área de Broca   183

8. Oftalmología   185
Glándulas lagrimales   186
El ojo   187

9. Otorrinolaringología 201
Amígdalas 202
Paladar 204
Cavum 204
Laringe 205
Nariz: olfato 205
Nariz: mucosa 207
Senos paranasales 211
Oído interno 213
Oído medio 214
Trompa de Eustaquio mucosa 217
Trompa de Eustaquio musculosa 217
Vértigo 219

10. Neumología 221
Pulmones 222
Laringe 224
Bronquios 225
Asma y disnea laríngea 228
Pleura 229

11. Nefrología 233
Riñón: túbulos colectores 234
Riñón: parénquima 238
Riñón: pelvis renal 239
Uréter 240
Vejiga: submucosa 241
Vejiga: mucosa 242

12. Reumatología 245
Generalidades 246
Desvalorización general 247
Desvalorizaciones específicas: localizaciones 249
Enfermedades específicas 270

13. Aparato reproductor masculino 283
Escroto 284
Testículos / zona germinal 285
Testículos / zona intersticial 287
Próstata 288
Vesículas seminales 291

Conclusiones 293

Glosario 299

Lista de ilustraciones 301

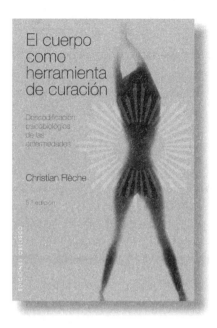

A menudo, la enfermedad es considerada como una desgracia, una calamidad fruto del azar, contra la que luchamos con medicinas, manipulaciones y amputaciones.

Christian Flèche da un giro radical a esta visión y propone un acercamiento diferente a la enfermedad considerándola una reacción biológica de supervivencia frente a un acontecimiento emocionalmente incontrolable, dado que cualquier enfermedad, cualquier órgano dañado corresponde a un sentimiento muy preciso.

Por lo tanto, se puede percibir la enfermedad como elemento de curación, al igual que el bronceado de la piel por la exposición al sol no es una enfermedad sino una solución de adaptación. Gracias a este libro, puedes descubrir el acontecimiento original, desencadenante y generador del síntoma y, así, al conocer su causa, podrás tratar cualquier dolencia más eficazmente.

El autor nos ofrece una lectura clarificadora y sorprendente sobre la embriología y las relaciones que unen los órganos, el cerebro y el psiquismo, además de exponer numerosos casos reales para apoyar su tesis.

La «enfermedad» aparece como una reacción sana del cuerpo, un cuerpo al que hay que acompañar y escuchar dado que habla al enfermo de sí mismo: un auténtico regreso liberador, una perspectiva llena de posibilidades para la curación y el conocimiento de uno mismo.